头颈部肿瘤精确放射治疗中

危及器官与正常组织勾画及保护

主　编　王胜资　陆嘉德　[美]南希·李
副主编　袁　伟　张海燕　邹丽芬　丁　浩

ONTARGET　中南大學出版社 www.csupress.com.cn　AME Publishing Company

图书在版编目（CIP）数据

头颈部肿瘤精确放射治疗中危及器官与正常组织勾画及保护/王胜资，陆嘉德，［美］南希·李（Nancy Y Lee）主编．—长沙：中南大学出版社，2016.11

ISBN 978-7-5487-2607-4

Ⅰ．①头…　Ⅱ．①王…　②陆…　③南…　Ⅲ．①头颈部肿瘤—放射治疗学　Ⅳ．①R739.91

中国版本图书馆 CIP 数据核字（2016）第 284985 号

头颈部肿瘤精确放射治疗中危及器官与正常组织勾画及保护

TOU JING BU ZHONG LIU JING QUE FANG SHE ZHI LIAO ZHONG WEI JI QI GUAN YU ZHENG CHANG ZU ZHI GOU HUA JI BAO HU

王胜资　陆嘉德　［美］南希·李（Nancy Y Lee）　主编

□丛书策划　汪道远　昌　兰
□责任编辑　孙娟娟　陈海波　李　媚
□责任校对　石曼婷
□责任印制　易建国　潘飘飘
□版式设计　胡晓艳
□出版发行　中南大学出版社
社址：长沙市麓山南路　　邮编：410083
发行科电话：0731-88876770　　传真：0731-88710482
□印　　装　湖南印美彩印有限公司

□开　　本　710×1000　1/16　□印张 10.75　□字数 209 千字
□版　　次　2016 年 11 月第 1 版　□2016 年 11 月第 1 次印刷
□书　　号　ISBN 978-7-5487-2607-4
□定　　价　285.00 元

科研项目

1. “The relationship between radiotherapy technique QA and morbility of radiation-induced hearing loss of patients with NPC in low and middle income countries”，项目编号：E33039，国际原子能机构项目(International Atomic Energy Agency, IAEA)，主持人：王胜资。

2. “鼻咽癌精确放疗中对听觉系统功能保护优化方案的临床研究”，项目编号：201640062，上海市卫生计生委项目，主持人：王胜资。

3. “复发性鼻咽癌再程放射治疗的临床研究”，项目编号：SHDC12015118，上海申康医院发展中心临床科技创新项目，主持人：陆嘉德。

编写者

(按姓氏笔划排列)

丁　浩　复旦大学附属眼耳鼻喉科医院肿瘤科，副主任医师、医学博士

王　杰　复旦大学附属眼耳鼻喉科医院放疗科，医学博士在读

王　容　复旦大学附属眼耳鼻喉科医院放射诊断科，医学硕士在读

王　雷　复旦大学附属眼耳鼻喉科医院放疗科，医学物理师

王伟芳　复旦大学附属眼耳鼻喉科医院放疗科，主治医师、医学硕士

王胜资　复旦大学附属眼耳鼻喉科医院放疗科，主任医师、教授、医学博士

田　姝　复旦大学附属眼耳鼻喉科医院肿瘤科，主治医师、医学硕士

朱　奕　复旦大学附属眼耳鼻喉科医院放疗科，主治医师、医学博士

李　骥　复旦大学附属眼耳鼻喉科医院放疗科，主治医师、医学硕士

南希·李　美国纽约Memorial Sloan Kettering Cancer Center 放疗科，教授、医学博士

杨　钢　复旦大学附属眼耳鼻喉科医院放疗科，主治医师

邹丽芬　复旦大学附属眼耳鼻喉科医院放疗科，副主任医师、医学硕士

宋新貌　复旦大学附属眼耳鼻喉科医院放疗科，主治医师、医学博士

张海燕　放疗科，副主任医师

陆嘉德　上海市质子重离子医院放疗科，教授、医学博士、中央“千人计划”国家特聘专家

陈　浮　复旦大学附属眼耳鼻喉科医院放疗科，主治医师、医学博士

周贝妮　复旦大学附属眼耳鼻喉科医院放疗科，秘书

钟玉凤　复旦大学附属眼耳鼻喉科医院放射诊断科，医学硕士在读

袁　伟　复旦大学附属眼耳鼻喉科医院放疗科，副主任医师、医学硕士

倪晓晨　复旦大学附属眼耳鼻喉科医院放疗科，医学物理师、生物医学工程硕士

郭　明　复旦大学附属眼耳鼻喉科医院放疗科，医学物理师、生物医学工程硕士

唐作华　复旦大学附属眼耳鼻喉科医院放射诊断科，主任医师、医学博士

诸　枫　复旦大学附属眼耳鼻喉科医院放疗科，剂量师

龚逸灵　复旦大学附属眼耳鼻喉科医院放疗科，剂量师

燕　丽　复旦大学附属眼耳鼻喉科医院放疗科，医学博士在读

序言

头颈部肿瘤放射治疗常面临着两方面的挑战：①肿瘤控制失败；②照射野内正常组织放射损伤，进而导致不同程度地影响疗后生活质量。随着影像技术的发展、精确放疗技术的开展，对于头颈部的大多数肿瘤，其局部、区域控率和总生存率都有了不同程度的提高，但需提醒，在目前的工作中，与肿瘤放疗相关的研究相比，正常组织保护方面的研究相对较少。究其原因，一方面是因为对正常组织放射损伤进行评价需要更长时间的观察；另一方面是因为不同组织有着不同的放射生物学数据。尽管在放射线效应的生物学基础研究领域，以及精确放射治疗技术方面已取得了令人瞩目的进展，然而在长期生存的患者中正常组织的放射损伤是我们不得不面对的现状。

这本名为《头颈部肿瘤精确放射治疗中危及器官与正常组织勾画及保护》的著作，由王胜资教授、陆嘉德教授与Nancy Lee教授共同主编，复旦大学附属眼耳鼻喉科医院放疗科同仁积极参与，大家围绕头颈部肿瘤放射治疗的临床实践过程，细心观察、深刻领会、逐步调整、聚合资料、分层总结，最终获取到了可靠、可信的结论。本书有三个特点：

第一：解剖描述与放射损伤总结相呼应。从头颈部肿瘤放射治疗中危及器官的解剖、生理功能特点着手，将放射损伤剂量学的研究逐一阐述，并结合相对应的解剖和生理功能特点加以描述，故十分方便临床医生的理解和应用，实用性强。

第二：概括了最新的研究成果。本书综述了头颈部肿瘤放射治疗中正常组织保护剂量学研究的最新文献，较为全面、客观地概括了头颈部肿瘤正常组织和器官的勾画，以及剂量学限制要求的临床研究资料，与当今精确放疗技术(如容积调强技术)全面了解正常组织和器官的受照剂量的要求相适应，满足了精确放疗对正常组织保护研究及临床应用的要求。

第三：图文并茂。本书简明扼要、突出重点，同时配有危及器官勾画后的数字重建图像，是当今对头颈部肿瘤正常组织放射损伤描述较为全面的参考书，十分方便繁忙的临床工作者参照应用。

精确放射治疗计划的制定不但有利于提高患者的生活质量，也是降低医疗费用早期干预的强有力的方法。虽然目前国内有关肿瘤放射治疗的书籍较多，但如此专业地针对头颈部肿瘤放射治疗危及器官与正常组织勾画及保护、且内容较为全面的编著却很少。王胜资教授、陆嘉德教授与Nancy Lee教授等三位国内外著名专家、学者以及复旦大学附属眼耳鼻喉科医院放疗科同仁，长期致力于头颈部肿瘤的放射治疗，在头颈部肿瘤放射治疗中除了关注局控率和生存率外，也非常注重头颈部正常组织和重要器官的保护，注重患者治疗后的生活质量，并在这方面做了很多有意义的工作。这本《头颈部肿瘤精确放射治疗中危及器官与正常组织勾画及保护》是十分优异且相当前沿的著作，在当今放射治疗工作中具有相当高的临床参考价值与实用意义，相信它的出版将会对本专业的进一步发展起到有力的推动作用，并让放疗界同仁与患者共同获益。在此也真诚希望我国放疗界同仁多在意观察、总结各自在肿瘤放射治疗中所积累的经验，为推动我国放疗事业的发展作出更大的贡献。

徐国镇

中国医学科学院肿瘤医院放疗科，教授

引言

头颈部肿瘤中90%以上为鳞状细胞癌，对放射治疗敏感，70%~80%的头颈部肿瘤在治疗过程中需放射治疗的介入。随着现代放疗技术的发展，头颈部肿瘤疗后局控率和生存率有了明显的提高，尤其是鼻咽癌放疗后的五年生存率已达80%以上，疗后生活质量成为评价一个治疗计划成功与否的重要指标之一。现代三维适形放疗技术的发展，包括调强放疗技术、影像引导放疗技术、容积调强放疗技术及立体定向放疗技术等，使得在头颈部肿瘤的放疗中，射线更集中于肿瘤靶区的同时，肿瘤周围正常组织的受照剂量明显降低；在针对不同靶区使用剂量递进方案的同时，可使正常组织的剂量控制能根据不同组织耐受性的特点实施剂量定量限制。

头颈部重要器官比较集中，解剖关系复杂，在过去的十年中，三维适形调强放疗技术已逐渐成熟并在临床广泛应用，位于体表的一些重要器官如腮腺等的功能得到了很好的保护。但纵观疗后随访情况，相当部分患者的生活质量仍受正常组织放射损伤的困扰，特别是在长期生存的患者中，吞咽困难、听觉功能损伤、视力下降、张口困难及后组颅神经损伤等导致的症状仍不同程度地存在，有些损伤导致的症状甚至很严重，使患者在生存的同时需忍受极大的躯体上的痛苦。

精确的组织器官勾画是放射治疗计划制定中对正常组织实施保护的前提，目前的文献中已有越来越多的研究关注这方面的问题，但内容较分散，不利于繁忙的临床医生参考学习。多年来，我们一直想编撰一本简明实用的头颈部肿瘤放射治疗的正常组织勾画参考手册，让繁忙的临床医生方便查阅。本书以本院多年的放射治疗临床实践为基础，全面复习最新参考文献，结合危及器官解剖、功能特点、放射治疗中危及器官剂量限制临床研究数据来展示危及组织和器官的勾画及剂量限制要求，同时通过CT或CT-MRI图像的连续勾画图像及危及器官勾画后数字重建图像的立体显示，使勾画的器官和组织更直观易懂。本书中的正常组织和器官的勾画全部基于放射治疗计划制定时的图像接口，在确保其实用性的同时，方便参考应用。我们衷心地希望这本参考书能对临床一线医生在头颈部肿瘤放射治疗方面的实践有所帮助，也希望聆听来自同行的指正与建议，以便能在再版时改进。

王胜资

复旦大学附属眼耳鼻喉科医院放疗科，

主任医师、教授、医学博士

陆嘉德

上海市质子重离子医院放疗科，

教授、医学博士、中央“千人计划”国家特聘专家

[美]南希·李

美国纽约Memorial Sloan Kettering Cancer Center放疗科，

教授、医学博士

致谢

本工具书的完成是复旦大学附属眼耳鼻喉科医院放疗科全体同仁长期努力工作、经验积累的结果。我要感谢他们在此工具书编写的过程中所表现出的齐心协力，将我科多年来头颈部肿瘤放射治疗中对正常组织保护的心得以文字和勾画图谱的形式呈现给大家。相信本工具书的实用性将给头颈部肿瘤放疗工作者带来极大的帮助。

我要感谢放射诊断科的王申江和叶昕裴技术员，他们在为肿瘤患者进行功能影像扫描的过程中付出了很多业余的时间和精力。

我要感谢我们的医院、医院领导和同仁长期以来对放疗科工作的支持，成就了放疗科近年来在放射治疗技术和治疗手段上的飞速发展。

我要感谢我们的患者，他们来自全国各地，他们以托付生命的勇气成就了我们医生的成长和经验的积累。正是因为患者的信任，促成了我们完成本工具书编写的决心。

我要感谢陆嘉德教授，他对头颈部肿瘤放射治疗的发展充满了探索精神，他以他的睿智和经验对本工具书的编写提出了很多建设性的意见和建议。

我要感谢读者，同行的支持和厚爱是我们努力学习的动力。但愿同行多提宝贵意见和建议，让我们不断改进和进步，共同为放疗事业的发展尽一点微薄之力。

王胜资

复旦大学附属眼耳鼻喉科医院放疗科，

主任医师、教授、医学博士

目录

第一部分

危及器官的解剖及功能特点

第一章　视觉器官和视路的解剖及生理功能特点

视觉器官由眼球、视路和眼附属器组成。视路指视觉信息从视网膜感受器开始到大脑枕叶视中枢的传导通路。眼附属器是分布在眼球周围协助眼球完成各项生理功能并对眼球起保护作用的附属结构(图1)。

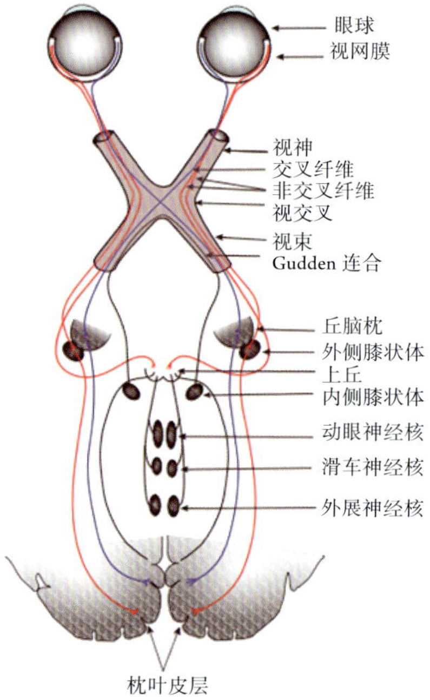

图 1　视觉通路（基于格雷氏大体解剖学相关插图绘制，依据“公有领域”法则使用）

眼球的各种结构构成眼的屈光系统。眼球由眼球壁和内容物构成，其后部借视神经与间脑相连。眼球壁分为外膜、中膜、内膜 3 层，外膜前 1/6 透明并略向前隆凸，又称为角膜，其功能相当于照相机的镜头，具有重要的屈光能力。该组织透明且无血管，表面由一层泪膜覆盖，对眼球起保护作用，同时具有折光及湿润眼球的作用，是光线进入眼内首先通过的结构。外膜后 5/6 白色坚韧，不透明，称为巩膜。角膜与巩膜的移行区称为角膜缘，是前房角及房水引流系统的所在部位，周边角膜与虹膜根部的连接处称为前房角，是房水排出眼球的主要通道，故角膜与巩膜、角膜与虹膜的连接处是正常眼压维持的重要功能区域。中膜又称葡萄膜，含有丰富的血管和色素细胞，由前向后分为虹膜、睫状体和脉络膜 3 部分，有营养眼内组织的作用，并形成暗的环境，有利于视网膜对光色的感应。内膜又称视网膜，为眼球壁的最内层，相当于照相机的“底片”。自后向前可分为视网膜视部、视网膜睫状体部和视网膜虹膜部。视部紧贴于脉络膜内面，有感光作用，视网膜睫状体部和虹膜部无感光作用，成为视网膜盲部。视网膜后部有一圆形隆起，称视神经盘，是视觉纤维汇集穿出眼球的部位，是视神经的起始部，该处无感光细胞，称为生理性盲点。在视神经盘颞侧约 3.5 mm 处稍下方有一黄色区域，称黄斑，其中央有凹陷，称中央凹，是视觉最敏锐的区域。视网膜视部除了中央凹和视神经盘外，其他部位主要由四层细胞组成，自外向内依次为：色素上皮层、视细胞层、双极细胞层和节细胞层。色素上皮层与脉络膜紧密相连，由色素上皮细胞组成，它们具有支持和营养光感受器细胞、遮光、散热以及再生和修复等作用。视细胞层紧贴色素上皮层，是感受光刺激的神经细胞，其又分为视杆细胞和视锥细胞，两者共同负责代谢及将光能转换为神经电能。双极细胞接收光感受器的信号输入，在整合后传递至无长突细胞和神经节细胞。节细胞接收双极细胞的传入信息，其轴突形成视神经[1]。

眼球内容物包括房水、晶状体和玻璃体3种透明物质，光线进入眼内通过它们到达视网膜，它们与角膜一并称为屈光介质。房水为眼内透明液体，充满前房与后房，处于动态循环中。晶状体形如双凸透镜，营养全靠房水供应，通过睫状肌的收缩或松弛改变屈光度，其调节能力随着年龄的增长而逐渐降低。玻璃体是一种透明的凝胶体，占眼球内容积的4/5，除具有屈光作用外，对眼内组织起到稳定作用，对外形成充填作用。

视路通路由四级神经元及颅内的视觉纤维组成。第一级神经元为视网膜视椎、视感细胞；第二级神经元是视网膜内的双极细胞；第三级神经元为视网膜内的节细胞；第四级神经元为外侧膝状体。视网膜神经节细胞发出的纤维组成视神经，经视神经孔入颅。入颅后的双侧视神经在蝶鞍的正上方(12%)，或居于蝶鞍的后部及鞍背(79%)，或位于鞍背后方(4%)形成视交叉并向后延为视束。视网膜上的神经细胞在受到光刺激后，产生神经冲动，通过逐级神经元及神经纤维系统传至大脑枕叶的视觉中枢。视神经纤维没有Schwann cell神经膜，因此不同于一般的周围神经，属于中枢神经系统的神经束，再生困难[2]。

眼附属器包括眼睑、结膜、泪器、眼球外肌以及眼框。眼睑主要保护眼球不受伤害并协助瞳孔调节进入眼内的光线。结膜按其部位分为睑结膜、球结膜和穹窿结膜。泪器由泪腺和泪道组成，泪道包括泪点、泪小管、泪囊和鼻泪管组成，泪腺分泌的泪液除了湿润眼球表面，防止角膜干燥外，还有清洁和杀菌作用。眼外肌包括6条运动眼球的肌和1条上睑提肌，其中有提上睑的上睑提肌和运动眼球的4条直肌、2条斜肌，用以调节眼球各方向的运动。总之，眼附属器是眼的辅助装置，对眼球有支持、保护和运动的功能。

参考文献

[1] 孙兴怀. 眼科学. 7版. 人民卫生出版社，2012.

[2] 楚德昌，张海. 人体解剖生理学. 1版. 化学工业出版社，2009.

(燕丽，王胜资)

喉腔是由喉支架围城的管状腔，上与喉咽腔相通，下与气管相通(图2)。喉腔以声带为界分为声门上区、声门区、声门下区。声门上区(supraglottic portion)位于声带上缘与喉入口之间。前壁为会厌软骨，后壁为勺状软骨，两侧为杓会厌襞。声带上方与之平行的皱襞为室带，亦称假声带，声带和室带之间开口呈椭圆形腔隙为喉室。声门区(glottic portion)包括两侧声带，前联合和后联合。声带位于室带下方，左右各一，位于甲状软骨前角内面与杓状软骨声带突之间，由声带韧带、声带肌及其表面的黏膜组成，外观呈白色。两侧声带张开时，其间的三角形裂隙称为声门裂(rima glottidis)。声门裂前端为两侧声带前端在甲状软骨前角内面的结合部，称为前联合。内有长为1.5~3 mm的前联合腱，又名声带腱，是阻止声门上区癌向声门下区扩散的屏障。声门裂后端两侧杓状软骨之间的部分即后联合。声门下区位于声带下缘和环状软骨下缘之间，声门下腔上小下大[2]。

喉部有3个间隙，包括会厌前间隙、声门旁间隙和任克间隙。喉的间隙与喉癌的生长扩散有关。①会厌前间隙(prerpigllotic space)是前由甲状软骨上部及甲状舌骨膜、上由会厌溪底黏膜下的会厌韧带、后由会厌和方形膜围成的漏斗形间隙。②声门旁间隙(paraglotic space)左右各一，位于喉室之外，甲状软骨翼板内侧之间，为一狭长纵性间隙，上通会厌前间隙。声门上区癌常通过会厌前间隙发展到声门旁间隙上部，再通过声门旁间隙下部扩散到声门区。同样声门区癌也可通过声门旁间隙扩散到声门上区。③任克间隙位于声带上皮层与声韧带之间，为一潜在性间隙，占声带膜部游离缘全长，左右各一。此间隙前起自甲状软骨板声带附着处，后止于杓状软骨声带突。外侧界为声带上、下表面各距离声带游离缘2 mm处。

喉部肌肉分内外两组，喉外肌的主要作用是将喉与周围的结构相连接，喉内肌则与声带运动相关，按其功能可分为：①使声门张开，主要有成对的环杓后肌，收缩时可使杓状软骨的声带突向外侧转动，声门张开。②使声门关闭，

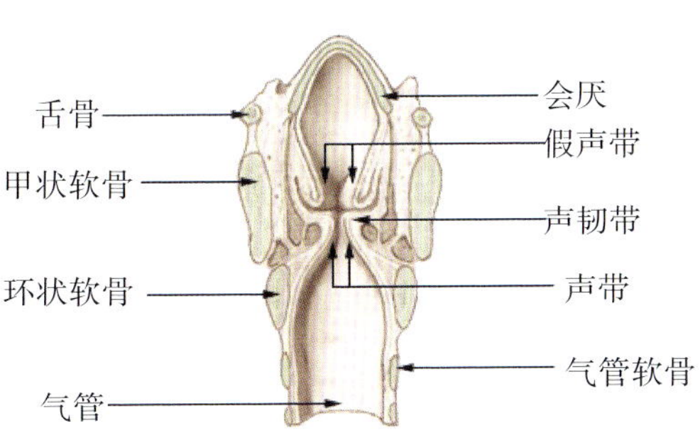

图2　喉背面观（基于格雷氏大体解剖学相关插图绘制，依据“公有领域”法则使用）

有杓肌和成对的环杓侧肌，收缩时声带突内转，声门关闭。③使声带紧张和松弛，有环甲肌和甲杓肌。环甲肌收缩时甲状软骨与环状软骨弓接近，使声带紧张度增加。甲杓肌又名声带肌，收缩时一方面外侧部通过牵拉杓状软骨可使声带松弛，另一方面外侧部通过牵拉声带突还可兼使声门关闭。④使会厌活动，主要有杓会厌肌和甲状会厌肌，前者使喉入口关闭，后者使喉入口开放。

喉的神经支配主要有喉上神经和喉返神经，均来自迷走神经的分支。喉上神经分内、外支。内支主要为感觉神经，分布于声带以上区域的黏膜。外支主要为运动神经纤维，支配咽下缩肌和环甲肌，外支中还有部分感觉神经纤维，分布于声门和声门下黏膜。喉返神经由迷走神经进入胸腔后分出，左右两侧喉返神经沿气管、食管沟上行于环甲肌下缘进入喉内，支配环甲肌以外的喉内各肌。此外，喉返神经有部分感觉神经纤维分布于声门下黏膜。由于左侧喉返神经路径较长，受损导致声带麻痹的机会较多。

喉的淋巴管可分为浅层淋巴管和深层淋巴管。声门上区淋巴系统最为丰富，引流至颈深上、中、下淋巴结群。声门下区较少，引流至颈深中、下淋巴结群和锁骨下、气管食管淋巴结群。声门区声带几乎无深层淋巴系统，故声带癌的转移率极低。

喉的生理功能主要有呼吸、发音、吞咽和保护功能。①呼吸功能：是喉的主要功能。喉腔是呼吸的通道，声门裂是呼吸道最狭窄的部位。喉肌的运动可改变声门裂的大小，对气体的交换起调节作用。平静呼吸时声带处于轻度外展位，吸气时声门裂稍增宽，呼气时声门裂稍变窄。②发音功能：亦是喉的重要功能，先吸入空气，然后控制气流自肺部向上呼出，气流冲击靠近的声带使之震动而发出声音。③吞咽功能：吞咽时，喉头上升，会厌倒向咽后壁，杓会厌襞收缩关闭喉入口，咽食管口开放。当食物到达下咽部时，通过刺激黏膜内的感受器，神经纤维传输，使内收肌收缩，声带拉紧，声门紧闭，呼吸暂停，防止误吸。④保护功能：声带室带和声门下黏膜极为敏感，当有分泌物或异物刺激时，可引起咳嗽反射，阻止其进入或咳出。

参考文献

[1] 许庚，王跃建. 耳鼻咽喉科临床解剖学. 1版. 山东科技出版社，2012.
[2] 高明. 头颈肿瘤学. 2版，科学技术文献出版社，2014.

（邹丽芬）

第六章　甲状腺的解剖及生理功能特点

甲状腺(thyroid gland) 是人体内最大的内分泌腺。甲状腺激素对人体多种代谢过程都有着重要影响，甲状腺受损引起功能紊乱会导致各种疾病的发生，严重危害人体健康，影响生活质量。

甲状腺位于中下颈部、甲状软骨前下方、气管的两旁，由左、右两个侧叶和峡部组成，形如“H”，上达甲状软骨中部，下抵第6气管软骨环，峡部多位于第2至第4气管软骨环的前方(图1-图2)。甲状腺共有两层被膜，外层为甲状腺鞘，称为假被膜或外科囊，由气管前方的筋膜包绕而成；内层是由结缔组织构成的纤维囊，称为真被膜，两层之间为疏松结缔组织。内层被膜包裹甲状腺表面，随血管和神经伸入腺体组织，将腺体分为若干个大小不等的小叶。每个小叶内含20~40个滤泡，主要由滤泡上皮细胞围成。人的甲状腺约有300万个滤泡。滤泡之间为富含毛细血管的疏松结缔组织，滤泡之间和滤泡上皮细胞之间还有滤泡旁细胞。甲状腺侧叶与环状软骨之间有韧带样结缔组织相连，故吞咽时，甲状腺可随喉向上、下移动[1]。

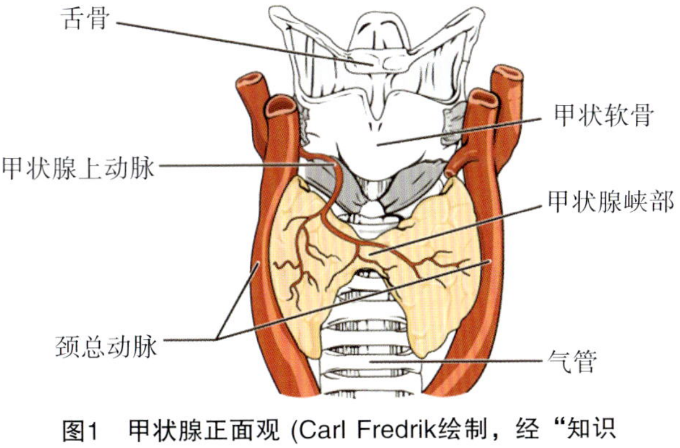

图1　甲状腺正面观 (Carl Fredrik绘制，经“知识共享”协议授权使用)

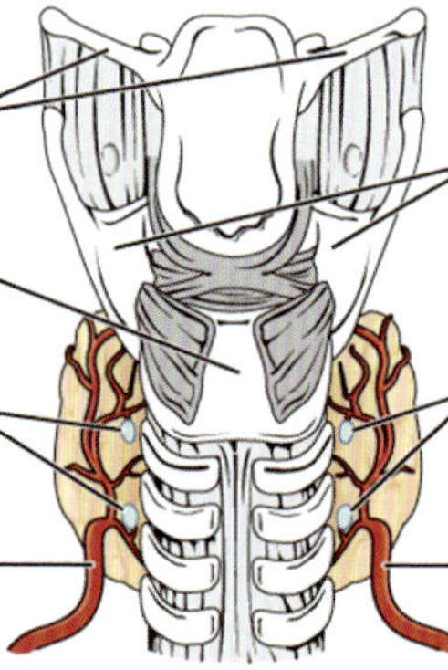

图2　甲状腺背面观 (Carl Fredrik绘制，经“知识共享”协议授权使用)

甲状腺的主要生理作用是合成、储存和分泌甲状腺激素，以调节机体的代谢。甲状腺滤泡上皮细胞内的蛋白质具有吸附碘化物的能力。碘化物一旦扩散进入细胞内，即被蛋白质吸附或固定，进一步氧化成为有机碘，并立即与酪氨酸结合，进而合成各种含碘酪氨酸。酪氨酸的碘化及T_4、T_3的合成均在细胞顶端或细胞腔内的球蛋白分子上进行。甲状腺激素就是由甲状腺球蛋白分解出来的有机结合碘。在血液中甲状腺激素与血清蛋白结合，其中90%为四碘甲腺原氨酸(T_4)，10%为三碘甲腺原氨酸(T_3)。含有T_3及T_4的球蛋白称为甲状腺球蛋白，是甲状腺激素的储存形式。甲状腺球蛋白在滤泡腔中构成胶质，正常情况下不在血液循环中出现。甲状腺是一个富于神经和血管的器官，并受到神经和内分泌调节，甲状腺借助甲状腺激素又可调节全身的细胞代谢，影响蛋白质、碳水化合物、脂肪等物质代谢，影响药物、维生素和激素的转化。甲状腺激素的主要作用是：加快全身细胞利用氧的效能，加速蛋白质、碳水化合物和脂肪分解，全面增强人体的代谢，增加热量的产生；促进人体的生长发育，主要在出生后影响脑与长骨。甲状腺的功能活动，是与人体各器官、各系统的活动及外部环境相互联系、相互影响的，并受大脑皮质-下丘脑-垂体前叶系统的控制和调节。甲状腺激素分泌过剩时，可引起突眼性甲状腺肿，患者常有心跳加速、神经过敏、体重减轻及眼球突出等症状。当甲状腺激素分泌不足时，成人患黏液性水肿，患者皮肤变厚，并有性功能减退、毛发脱落等现象；小儿则患呆小症，患者身体异常矮小，智力低下。甲状腺滤泡旁细胞(parafollicular cell)，亦称为C细胞，位于滤泡之间和滤泡上皮细胞之间，其胞质内有直径为200 nm的分泌颗粒，细胞以胞吐方式释放颗粒内的降钙素(calcitonin)。降钙素是一种多肽，能促进成骨细胞的活动，使骨盐沉着于类骨质，并抑制胃肠道和肾小管吸收Ca^{2+}，进而使血钙下降[2]。

综上所述，甲状腺激素对生长发育的作用主要包括：促进生长、发育及成熟。对人类来说，甲状腺激素不仅能促进生长发育，还可以促进生长激素分泌，并且增强生长激素对组织的效应。甲状腺激素促进生长、发育的作用是通过促进组织的发育、分化，使细胞体积增大、数量增多来实现的。甲状腺激素对神经系统和骨骼的发育尤为重要，在幼年时如出现甲状腺激素缺乏，会导致神经系统发育不全，智力低下等表现。生长激素虽是促进生长的主要激素，但如果缺乏甲状腺激素，生长激素的合成和分泌都可能减少，同时，它的作用也不能很好地发挥。

参考文献

[1] 柏树令，应大君. 系统解剖学. 8版. 人民卫生出版社，2013.

[2] 朱大年，王庭槐. 生理学. 8版. 人民卫生出版社，2013.

(李骥)

第九章　后组颅神经的解剖及生理功能特点

后组颅神经(舌咽神经、迷走神经、副神经、舌下神经)发源于延髓，又称为延髓神经。后组颅神经在维持生命基本功能方面具有非常重要的作用，延髓麻痹表现为延髓神经支配的咽、喉、腭、舌的肌肉萎缩、瘫痪，出现吞咽困难、进食时食物从鼻孔呛出、声哑、讲话困难、发音不清、咽反射消失，甚至因以上功能障碍而危及生命。颅底解剖非常复杂，神经纵横交错，不同神经损伤将导致不同的症状组合(图1)。

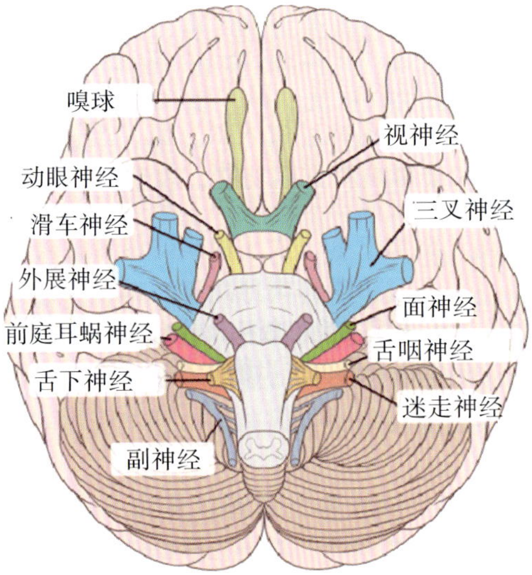

图1　颅底颅神经分布 (Patrick J. Lynch 绘制，经“知识共享“协议授权使用)

后组颅神经的前三对通过颈静脉孔出颅，后一对通过舌下神经管出颅。前两对为混合神经，后两对为运动神经[1-2]。

舌咽神经(glossopharyngeal nerve)是第Ⅸ对颅神经，为混合神经。起自延髓，与迷走神经、副神经一起由颈静脉孔出颅，出颅后先在颈内动、静脉间下降，继而弓形向前，分布于舌及咽部，是舌及咽部的重要痛觉传入神经，单侧损伤可出现患侧舌后1/3味觉丧失，舌根咽喉部痛觉消失和患侧咽肌无力、腮腺分泌障碍。

迷走神经(vagus nerve)是第X对颅神经，为混合神经，行程最长、分布最广，在舌咽神经偏后方也经颈静脉孔出颅。迷走神经干出颅后在颈部下行于颈动脉鞘内，位于颈内静脉与颈内动脉或颈总动脉之间的后方，下行至颈根部，由此向下经胸廓上口入胸腔。运动方面，迷走神经控制平滑肌、心肌、腺体、咽缩肌、软腭肌肉的活动；感觉方面，迷走神经支配颈、胸、腹器官包括咽、会厌、舌根、声门裂以上喉黏膜及耳廓、外耳道皮肤的感觉。迷走神经主干损伤后内脏活动障碍表现为脉速、心悸、恶心、呕吐、呼吸深慢和窒息等症状。在头颈部表现为咽喉感觉障碍和肌萎缩，伴声音嘶哑、语言和吞咽困难、腭垂偏向一侧。喉返神经(recurrent laryngeal nerve)发自迷走神经，左、右喉返神经的起点和行程有所不同。右喉返神经在迷走神经干经右锁骨下动脉前方处发出后，由下后方钩绕此动脉上行，返回颈部。左喉返神经发起点稍低，在左迷走神经干跨过主动脉弓前方时发出，继而绕主动脉弓下后方上行，返回颈部。在颈部左、右喉返神经均走行于气管与食管之间的沟内，至甲状腺侧叶深面、环甲关节后方进入喉内，终支称喉下神经(inferior largngeal nerve)，分布于喉。喉返神经是支配大多数喉肌的运动神经，在入喉以前与甲状腺下动脉及其分支相互交叉。单侧喉返神经麻痹致患侧声带瘫痪，导致声音嘶哑；双侧麻痹则双侧声带位于正中位，使声门狭窄、声哑、失声、呼吸困难。

副神经(accessory nerve)是第XI对颅神经，为运动神经，由颅内根和脊髓根两部分组成。颅内根起自延髓，经颈静脉孔出颅，加入迷走神经，支配咽喉部肌肉；脊髓根起自颈脊髓的副神经核，经枕骨大孔入颅与颅内根合并再经颈静脉孔出颅支配胸锁乳突肌、斜方肌。副神经损伤最常见于颈部淋巴结活检时的误伤，导致头不能转向患侧(胸锁乳突肌)、患侧肩部下垂(斜方肌)，患侧出现上肢提物、举重乏力。

舌下神经(hypoglossal nerve)是第Ⅻ对颅神经，为运动神经。经舌下神经管出颅下行于颈内动、静脉之间，支配全部舌内肌以及大部舌外肌。单侧损伤时，患侧舌肌瘫痪，伸舌偏向患侧，伴萎缩。双侧损伤时，舌肌完全瘫痪，舌不能外伸，伴言语、吞咽困难。

不同部位及不同神经损伤组合可导致一系列综合征。颈静脉孔综合征：在颈静脉孔段，颈内动脉位于最前方，颈内静脉位于最外侧，舌咽神经走行在前内上方；迷走神经和副神经位于其后外下方，形成迷走、副神经复合体。这三对颅神经损伤会出现舌咽、迷走、副神经的麻痹症状，即颈静脉孔综合征。腮腺后间隙(Villaret)综合征：同侧舌咽、迷走、副、舌下神经麻痹伴同侧眼交感神经受损——Horner征。颅底(Collet-Sicard)综合征：一侧所有后组颅神经损伤，导致声带、软腭瘫痪(Ⅹ)，斜方肌、胸锁乳突肌瘫痪(Ⅺ)，舌肌瘫痪(Ⅻ)，病侧软腭、咽喉感觉消失(Ⅸ、Ⅹ)，舌后1/3味觉丧失(Ⅸ)，不伴Horner征[1-3]。

参考文献

[1] 吕传真，周良辅. 实用神经病学. 4版. 上海科学技术出版社，2014.

[2] Richard S. Snell. 临床神经解剖. 王涛，译. 人民卫生出版社，2011.

[3] 汤煜春，孙博，林祥涛，等.舌咽神经、迷走神经和副神经断层解剖与MRI. 解剖与临床，2013，18(2)：101-104.

(袁伟)

第十章　颈部血管的解剖及生理功能特点

颈部血管供应大脑及头颈部组织器官的血液。颈部血管由动脉和静脉组成(图1)。

头颈部动脉系统来源于主动脉弓的大血管：主动脉弓凸侧向上发出3个分支，自右向左依次为头臂干(分为右颈总动脉和右锁骨下动脉)、左颈总动脉和左锁骨下动脉。颈总动脉是头颈部的动脉主干，位于颈内静脉内侧，约平甲状软骨上缘处分为颈内动脉和颈外动脉。在颈总动脉分叉处及附近有颈动脉窦和颈动脉小球两个重要结构，分别为压力和化学感受器，起到调节血压和呼吸的作用。颈外动脉于颈内动脉前内侧上行，从甲状软骨上缘至舌骨大角处自前壁由下而上依次发出甲状腺上动脉、舌动脉和面动脉；近二腹肌后腹下缘处自后壁向后上方发出枕动脉；自起始部内侧壁向上发出咽升动脉。颈内动脉在颈部无分支，自颈总动脉发出后，垂直上行至颅底，经破裂孔入颅腔，分布于视器和脑，主要分支有：脉络膜前动脉、后交通动脉、大脑前动脉、大脑中动

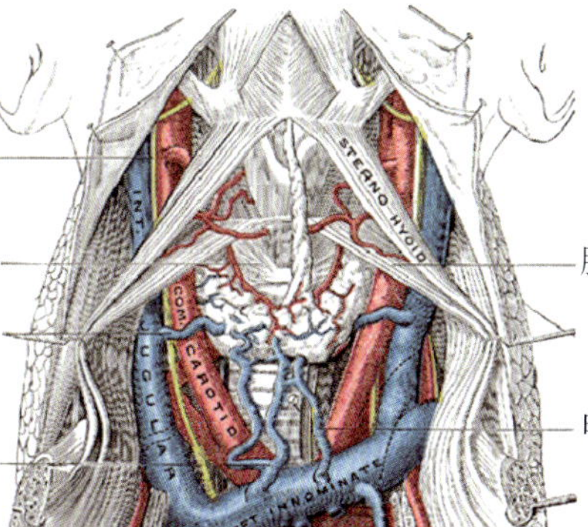

图1　颈部血管 (源自格雷氏大体解剖学，依据“公有领域”法则使用)

脉。锁骨下动脉左侧起自主动脉弓，右侧在胸锁关节后方起自头臂干，与第1肋缘续于腋动脉，其主要分支有椎动脉、胸廓内动脉、甲状颈干(分出甲状腺下动脉、肩胛上动脉及颈横动脉)、肋颈干，有时直接分出颈横动脉或肩胛上动脉。颈内动脉系、椎–基底动脉系统及大脑动脉环共同组成了脑的血液供应系统[1]。

正常人安静状态下不见颈动脉搏动，剧烈活动后心搏出量增加时可见，且很微弱。若安静状态下可见明显颈动脉搏动，提示心搏量异常增加或脉压增大，见于发热、高血压、甲状腺功能亢进、主动脉瓣关闭不全及重度贫血患者。在颈部大血管区若听到收缩期血管性杂音，见于动脉硬化或大动脉炎导致的血管狭窄。头颈部肿瘤患者放疗后出现颈部血管杂音常提示放疗后颈动脉狭窄。若于锁骨下窝听到血管性杂音，则提示锁骨下动脉狭窄，见于颈肋压迫。若在右锁骨上窝听到连续、低调、柔和的哼鸣音，为生理性静脉血管杂音，平卧位或手指压迫颈外静脉后即可消失[2]。

头颈部浅静脉包括面静脉、颞浅静脉、颈前静脉和颈外静脉。正常人立位或坐位时颈外静脉常不显露，平卧时可稍见充盈，若半卧位时颈静脉充盈超过正常水平，或坐位与半卧位时可见明显颈静脉充盈，即称为颈静脉怒张，提示静脉压升高，见于右心衰竭、缩窄性心包炎、大量心包积液及上腔静脉阻塞综合征。头颈部深静脉包括颅内静脉、颈内静脉和锁骨下静脉等。颈内静脉位于胸锁乳突肌前缘深面、颈总动脉外侧。其颈部的属支为面静脉、舌静脉和甲状腺上、中静脉。锁骨下静脉自第1肋外侧缘续于腋静脉，有颈外静脉和肩胛背静脉注入，沿第1肋上面经锁骨与前斜角肌之间，向内侧与颈内静脉在胸锁关节后方汇合成头臂静脉。临床广泛应用锁骨下静脉插管术进行长期输液、心导管插管及中心静脉压测定等[1-2]。

参考文献

[1] 王怀经，张绍祥. 局部解剖学(供8年制及7年制临床医学等专业用). 2版. 人民卫生出版社，2010.

[2] 柏树令，应大君. 系统解剖学. 8版. 人民卫生出版社，2013.

(田姝)

第十一章　颈部淋巴结分区

头颈部淋巴结数目较多，收纳头、颈部淋巴结及胸部、上肢的部分淋巴结，多沿血管和神经排列，肿瘤转移时易受累。2013年11月由丹麦头颈部癌症研究组(Danish Head and Neck Cancer Group，DAHANCA)、欧洲癌症治疗研究组织(European Organization for Research on Treatment of Cancer，EORTC)、香港鼻咽癌研究组(Hong Kong Nasopharyngeal Carcinoma Study Group，HKNPCSG)、加拿大国家癌症研究所临床试验组(National Cancer Institute of Canada Clinical Trials Group，NCIC CTG)、英国国立癌症研究所(National Cancer Research Institute，NCRI)、美国肿瘤放射治疗协会(Radiation Therapy Oncology Group，RTOG)及澳大利亚肿瘤放疗协会(Trans-Tasman Radiation Oncology Group，TROG)发表了一项共识，结合解剖位置及肿瘤淋巴结转移特点重新定义了头颈部淋巴结分区。与旧版相比，此次更新有以下特点：①尽可能将解剖学知识及先前的外科学和影像学指南准确地整合到轴位元CT影像上，可以为放疗医师所用；②将不同淋巴结区域边界的描述差异最小化；③新的淋巴结分区标准包括头颈部所有的浅表和深部淋巴结，并进行了合理的调整。如增加了下颈(如锁骨上淋巴结)、头皮(如耳后、枕淋巴结)和面部(如颊部、腮腺淋巴结区域)淋巴结区。对以前分区描述不清楚的区域也进行了调整，如下颈淋巴结分为下颈淋巴结组(Ⅳa)和锁骨上内侧组(Ⅳb)；将咽后淋巴结区分为咽后淋巴结组(Ⅶa)和茎突后淋巴结组（Ⅶb)；将原来的6个区域变为10个区。

新的颈部淋巴结分区的具体名称为：Ⅰ区分为Ⅰa颏下组和Ⅰb下颌下腺组；Ⅱ区为上颈组，以颈内静脉后缘为界Ⅱ区又分为前方的Ⅱa区和后方的Ⅱb区；Ⅲ区为中颈组；Ⅳa区为下颈组，Ⅳb区为锁骨上内侧组，以胸骨柄上缘以上2 cm为界；Ⅴ区为颈后三角组，包括：Ⅴa上颈后上三角淋巴结、

Ⅴb下颈后下三角淋巴结、Ⅴc锁骨上外侧组；Ⅵ区为颈前组，包括Ⅵa颈前淋巴结、Ⅵb喉前、气管前及气管旁淋巴结；Ⅶ区为椎前组，包括Ⅶa咽后淋巴结、Ⅶb茎突后淋巴结；Ⅷ区为腮腺组；Ⅸ区为面颊部组；Ⅹ区为颅底后组，包括Ⅹa耳后、耳下淋巴结、Ⅹb枕淋巴结。新的颈部淋巴结区域的解剖边界见表1，此共识详细分析了每个淋巴结区域所接受的淋巴回流的解剖部位及可能的原发肿瘤，见表2。

表1　新的淋巴结区域的解剖边界

淋巴结区	上界	下界	前界	后界	外侧界	内侧界
Ⅰ						
Ⅰa	下颌舌骨肌	颈阔肌(二腹肌前腹下缘)	下颌联合	舌骨体、下颌舌骨肌	二腹肌前腹内缘	无
Ⅰb	颌下腺上缘、下颌舌骨肌	通过舌骨下缘和下颌骨下缘的平面或颌下腺腺下缘(最下的层面)、颈阔肌	下颌联合	颌下腺后缘(下)、二腹肌后腹(上)	下颌骨内侧、颈阔肌(下)、翼内肌(后)	二腹肌前腹外侧(下)、二腹肌后腹(上)
Ⅱ						
Ⅱa	C_1横突下缘	舌骨体下缘	下颌下腺后缘、二腹肌后腹后缘	颈内静脉后缘	胸锁乳突肌内面、颈阔肌、腮腺、二腹肌后腹	颈内动脉内缘、斜角肌
Ⅱb	C_1横突下缘	舌骨体下缘	颈内静脉后缘	胸锁乳突肌后缘	胸锁乳突肌内面、颈阔肌、腮腺、二腹肌后腹	颈内动脉内缘、斜角肌
Ⅲ	舌骨体下缘	环状软骨下缘	胸锁乳突肌前缘、甲状舌骨肌后1/3	胸锁乳突肌后缘	胸锁乳突肌内面	颈内动脉内缘、斜角肌

表1　(续表)

表1　(续表)

淋巴结区	上界	下界	前界	后界	外侧界	内侧界
Ⅳ						
Ⅳa	环状软骨下缘	胸骨柄上缘以上2 cm	胸锁乳突肌前缘(上)、胸锁乳突肌体(下)	胸锁乳突肌后缘(上)、斜角肌(下)	胸锁乳突肌内面(上)、胸锁乳突肌外缘(下)	颈总动脉内缘、甲状腺外侧缘、中斜角肌(上)、胸锁乳突肌内侧(下)
Ⅳb	胸骨柄上缘以上2 cm	胸骨柄上缘	胸锁乳突肌内面、锁骨内面	中斜角肌前缘(上)、肺尖、头臂静脉、头臂干(右侧)、左颈总动脉、左锁骨下动脉(下)	斜角肌外侧	Ⅵ区外侧界(气管前部分)、颈总动脉内侧缘
Ⅴ						
Ⅴa	舌骨体上缘	环状软骨下缘	胸锁乳突肌后缘	斜方肌前缘	颈阔肌、皮肤	肩胛提肌、斜角肌(下)
Ⅴb	环状软骨下缘	颈横血管下缘平面	胸锁乳突肌后缘	斜方肌前缘	颈阔肌、皮肤	肩胛提肌、斜角肌(下)
Ⅴc	颈横血管下缘平面	胸骨柄上缘以上2 cm	皮肤	斜方肌前缘(上)、前锯肌前1 cm(下)	斜方肌(上)、锁骨(下)	斜角肌、胸锁乳突肌外侧、Ⅳa区外侧
Ⅵ						
Ⅵa	舌骨下缘或颌下腺下缘(以最靠下的层面为准)	胸骨柄上缘	皮肤、颈阔肌	甲状下肌群前缘	双侧胸锁乳突肌前缘	无
Ⅵb	甲状软骨下缘*	胸骨柄上缘	舌骨下肌群后缘	喉表面、甲状腺和气管(喉前和气管前淋巴结)、椎前肌(右侧)/食管(左侧)	双侧颈总动脉	气管、食管(下)侧面

表1　(续表)

表1 (续表)

淋巴结区	上界	下界	前界	后界	外侧界	内侧界
Ⅶ						
Ⅶa	C_1上缘、硬腭	舌骨体上缘	上、中咽缩肌后缘	头长肌、颈长肌	颈内动脉内侧	头长肌外侧缘的平行线
Ⅶb	颅底(颈静脉孔)	C_1横突下缘(Ⅱ区上界)	茎突前咽旁间隙后缘	C_1椎体、颅底	茎突、腮腺深叶	颈内动脉内缘
Ⅷ	颧弓、外耳道	下颌角	下颌骨升支后缘、咀嚼肌后缘(外)、翼内肌(内)	胸锁乳突肌前缘(外)、二腹肌后腹(内)	皮下组织的面部浅表肌肉腱膜系统[$]	茎突、茎突肌
Ⅸ	眼眶下缘	下颌骨下缘	皮下组织的面部浅表肌肉腱膜系统	咀嚼肌前缘、颊质体(Bichat脂肪垫)	皮下组织的面部浅表肌肉腱膜系统	颊肌
Ⅹ						
Ⅹa	外耳道上缘	乳突尖	乳突前缘(下)、外耳道后缘(上)	枕淋巴结前缘即胸锁乳突肌后缘	皮下组织	头夹肌(下)、颞骨(上)
Ⅹb	枕外隆突	Ⅴ区上界	胸锁乳突肌后缘	斜方肌前(外侧)缘	皮下组织	头夹肌

*对于口底前部、舌缘和下唇的肿瘤，上界位于舌骨体下缘；[$]面部浅表肌肉腱膜系统(superficial musculoaponeurotic system, SMAS)位于皮肤深层，由肌肉、腱膜和脂肪等组成。

表2　新的颈淋巴结区域引流范围及相应的原发肿瘤

淋巴结区	所引流的淋巴区域	可能的原发肿瘤
Ⅰa	颏部皮肤、中下唇、舌尖、口底前部	口底癌、下唇癌、舌前部和下颌牙槽脊前部的肿瘤
Ⅰb	Ia区、鼻腔下部、硬腭、软腭、上颌窦、下颌骨牙槽脊、颊部、上下唇、舌前部	发生于口腔、鼻腔前部、面中部软组织和颌下腺的肿瘤
Ⅱ	面部、腮腺、颌下腺、颏下、咽后淋巴结；鼻腔、喉咽、喉、外耳道、中耳、舌下腺和颌下腺的淋巴	发生于鼻腔、口腔、鼻咽、口咽、下咽、喉、涎腺肿瘤（Ⅱb多见于鼻咽和口咽肿瘤）
Ⅲ	主要为Ⅱ、Ⅴ区淋巴结引流，其次为咽后、气管前和喉返神经旁淋巴结*，收纳舌根、扁桃体、喉、下咽和甲状腺的淋巴	口腔癌、鼻咽癌、口咽癌、下咽癌和喉癌
Ⅳa	主要为Ⅲ区淋巴引流，其次为咽后、气管前、喉返神经旁淋巴引流，收纳喉咽、喉、甲状腺的淋巴	主要是下咽癌、喉癌、甲状腺癌、颈段食管癌，少见的有发生于口腔前部的肿瘤
Ⅳb	主要为Ⅳa和Ⅴc区淋巴引流，其次为气管前、喉返神经旁淋巴引流，收纳喉咽、食管、喉、气管和甲状腺的淋巴	下咽癌、声门下喉癌、发生于气管、甲状腺和颈段食管的肿瘤
Ⅴ#	枕淋巴结、耳后淋巴结引流，包括顶枕部头皮、颈部后外侧和肩部皮肤、鼻咽、口腔和甲状腺	鼻咽癌、口咽癌、甲状腺癌
Ⅴc	Ⅴa和Ⅴb区淋巴引流	主要为鼻咽癌
Ⅵa	颌面下部、颈前部淋巴引流	下唇癌、晚期下牙龈癌
Ⅵb	口底前部、舌尖、下唇、甲状腺、声门、声门下、喉咽和颈段食管	下唇癌、口腔癌（口底、舌尖）、甲状腺癌、声门癌、声门下癌、梨状窝癌和颈段食管癌
Ⅶa	鼻咽、咽鼓管和软腭淋巴引流	鼻咽癌、咽后壁癌、口咽癌（主要为扁桃体癌和软腭癌）
Ⅶb	鼻咽黏膜	鼻咽癌或其他头颈部原发巨大肿瘤通过淋巴逆流侵及Ⅱ区淋巴结上部时
Ⅷ	额部、颞部皮肤、眼睑、结膜、耳廓、外耳道、鼓膜、鼻腔、鼻根、鼻咽和咽鼓管	额颞部皮肤癌、眼眶癌、外耳道癌、鼻腔癌和腮腺癌
Ⅸ	鼻、眼睑和颊部引流	面部皮肤癌、鼻腔癌、上颌窦癌侵及颊部软组织、颊黏膜癌
Ⅹa	耳廓后表面、外耳道及邻近头皮	耳后区域皮肤癌
Ⅹb	枕部生发头皮	枕部皮肤癌

*，喉返神经旁淋巴结也称气管旁淋巴结；#，Ⅴ区以环状软骨下缘为界分为Ⅴa和Ⅴb区，其中Ⅴb区主要见于鼻咽癌、口咽癌、发生于枕部的头皮癌和甲状腺癌。

基于此新共识的淋巴结分区标准，王孝深等分析了3 100例初治的鼻咽癌的MRI影像，描述了鼻咽癌淋巴结转移的规律[3-4]。研究发现鼻咽癌淋巴结转移率高，共有2 679例(86.4%)存在淋巴结肿大，具体分布为：Ⅰa区0，Ⅰb区115例(4.3%)，Ⅱa区1 798例(67.1%)，Ⅱb区2 341例(87.4%)，Ⅲ区1 184例(44.2%)，Ⅳa区350例(13.1%)，Ⅳb区28例(1.0%)，Ⅴa、Ⅴb区995例(37.1%)，Ⅴc区49例(1.8%)，Ⅵ区0，Ⅶa区2 012例(75.1%)，Ⅶb区178例(6.6%)，Ⅷ区53例(2%)，Ⅸ、Xa、Xb区分别为2例、2例、3例。25.9%的Ⅱ区转移性淋巴结的上界超出C_1颈椎下缘。Ⅷ、Ⅸ或X区淋巴结受累的患者多是存在广泛的同侧淋巴结肿大，且淋巴结总数≥6个。有35例患者淋巴结肿大超出目前更新指南的范围，位于Ⅴ区后方斜方肌内侧。王孝深等就咽后淋巴结(Retropharyngeal lymph nodes，RPLN)转移的问题进行了分析，结果表明：3 100例患者中仅6例(0.2%)患者存在内侧组RPLN，其转移率极低且伴有外侧组RPLN及其他区域淋巴结转移。在一例患者中仅存在一枚肿大内侧组RPLN，而每侧外侧组RPLN个数为1~4枚。内侧组RPLN的直径小于外侧组RPLN，其平均直径分别为8±4 mm(范围：4~17 mm)和16±9 mm(范围：5~53 mm)。该研究表明指南建议的Ⅱ区淋巴结上界不能完全覆盖所有的Ⅱ区肿大淋巴结；Ⅴ区边界亦不足以覆盖所有鼻咽癌Ⅴ区淋巴结肿大；RPLN受累主要位于外侧组，内侧组受累罕见，靶区勾画时可以不予内侧组RPLN预防性照射以保护吞咽功能。

参考文献

[1] Grégoire V, Ang K, Budach W, et al. Delineation of the neck node levels for head and neck tumors: a 2013 update. DAHANCA, EORTC, HKNPCSG, NCIC CTG, NCRI, RTOG, TROG consensus guidelines. Radiother Oncol, 2014, 110(1): 172-181.

[2] 谭文勇，胡德胜. 头颈部肿瘤颈部淋巴结分区指南——2013版更新介绍. 肿瘤防治研究, 2014, 41(1): 90-93.

[3] Wang XS, Yan C, Hu CS, et al. Study of the medial group retropharyngeal node metastasis from nasopharyngeal carcinoma based on 3100 newly diagnosed cases. Oral Oncol, 2014, 50(11): 1109-1113.

[4] Wang X, Hu C, Ying H, et al. Patterns of lymph node metastasis from nasopharyngeal carcinoma based on the 2013 updated consensus guidelines for neck node levels. Radiother Oncol, 2015, 115(1): 41-45.

(田姝)

第十二章　颞下颌关节与下颌骨的解剖及生理功能特点

颞下颌关节也称颞颌关节、下颌关节、颌关节，它是颅骨连接结构中唯一能活动、与颅底有密切关系的关节。通过颞下颌关节的运动，参与咀嚼、吞咽、语言、表情等功能。

颞下颌关节，由下颌骨髁突、颞骨的关节窝及关节结节、以及两者之间的关节盘和相关的韧带、关节囊共同构成。下颌骨髁突也称关节突，开口运动时，可在耳屏前方的皮下滚动。髁突表面覆有纤维软骨，髁突在下颌窝的正常位置，有赖于正常的嵌合关系和咀嚼肌群的正常功能去维持。颞关节面包括颞骨关节窝和关节结节，关节窝呈横卵圆形，实际上形似三角形。关节结节横位于关节窝的前方，略成峰状，侧面观关节结节为一骨性突起，正面观稍凹陷，有一脊和两个斜面。

颞颌关节盘由纤维软骨组成，关节盘从前到后可分为4个部分，即前带、中间带、后带和双板区。颞颌关节腔位于关节窝与髁状突之间，关节盘居中，四周与关节囊相连，因而把关节间隙分为上下互不相通的两个腔，上腔大而松，下腔小而紧。关节腔内表面覆盖一层滑膜组织，随着关节功能的出现，关节面的滑膜逐渐消失，滑膜组织仅覆盖于关节囊内层及双板区上、下表面，在髁状突、颞骨关节面和关节盘的周围，逐渐移行为纤维组织。滑膜表面光滑发亮，双板区的滑膜形成较多的褶皱突向关节腔内，称为滑膜绒毛，其中含有丰富的血管神经和淋巴管。颞颌关节囊上起自关节结节、颧弓、关节窝边缘及鼓鳞裂，下止于髁状突颈部及蝶骨嵴，外侧被颞下颌韧带所加强[1]。

颞下颌韧带有3组：①蝶下颌韧带：悬吊下颌，保护神经和血管；②颞下颌韧带：防止下颌骨侧向滑脱；③茎突下颌韧带：固定下颌角，防止下颌过度前移功能。

颞下颌关节的神经主要来自耳颞神经、咬肌神经、颞深神经等分出的关节支。其中耳颞神经关节支，支配关节囊的后内壁和外侧壁的大部分；咬肌神经关节支，支配关节囊前壁的其余部分及内侧壁的一小部分。

颞下颌关节可以做3个方向的运动，即开闭口运动、前后运动和侧向运动，完成咀嚼、吞咽、语言及表情等功能。在生理情况下，两侧关节的功能是协调一致的，如果一侧发生病变，常导致另一侧运动异常，此外关节的功能与咬合及牙齿有密切关系，可以相互影响。头颈部肿瘤患者放疗后若颞下颌关节运动功能受损，可表现为张口受限、伸舌障碍，严重影响正常生理功能，导致生活质量下降。

下颌骨位于面下1/3，呈马蹄形，是构成下面部的唯一骨架，也是面部唯一能活动的骨骼。分水平的下颌体部和垂直的升支部，体与升支相连处称下颌角，两侧体部在正中相连，称颏正中联合。下颌骨升支上部有2个突起，前面的突起为喙状突，是颞肌的附丽点；后部的突起为髁状突，与颞骨的关节窝共同构成颞下颌关节，髁状突的颈部有翼外肌附丽。两突之间为乙状切迹，有咬肌神经血管通过。下颌骨升支部外侧面的下1/3为咬肌的附丽处，升支内侧面的下部为翼内肌的附丽处。下颌体呈弓形，分内外两面和上下两缘。其正中内侧面的颏棘是颏舌肌、颏舌骨肌的附丽点，颏棘下方有二腹肌前腹的附丽点。下颌骨的内、外侧面各有一斜棘分别是下颌舌骨肌和部分颊肌的附丽点。下颌骨体的上缘为牙槽突，含有容纳牙根的牙槽窝，骨质较为疏松。咀嚼肌和翼状肌在头颈肿瘤放疗过程中受到一定程度的受照剂量后会发生纤维化，进而影响颞下颌关节的正常运动[2-3]。

下颌骨的血管主要来自颌内动脉的下牙齿动脉，血运比上颌骨差，故下颌骨骨折的愈合能力比上颌骨差，放疗后骨髓炎的发病率也比上颌骨高。在头颈肿瘤放疗方案设计中，下颌骨尤其是下颌角和下颌磨牙区往往位于放疗靶区，接受较大放疗剂量时，部分患者会因此出现严重的晚期放射并发症即放射性下颌骨骨坏死。

参考文献

[1] 韩卉，牛朝诗. 临床解剖学-头颈分册. 2版. 人民卫生出版社，2014.
[2] 王启华. 实用耳鼻咽喉头颈外科解剖学. 人民卫生出版社，2014.
[3] 柏树令. 系统解剖学. 2版. 人民卫生出版社，2013.

（宋新貌）

第十三章　脑干的解剖和生理功能特点

脑干包括延髓、脑桥和中脑，几乎全部位于颅后窝，其后上面被小脑覆盖，前下面紧贴颅底，是中枢神经系统最重要的生理功能区域之一(图1)。

脑干为一不整形的柱状体，全长约8 cm。其中延髓略呈倒置的圆锥体形，在枕大孔处由脊髓上延而成。脑桥在延髓的前上方，是脑干的最宽部分。中脑是脑干的最上部。脑干上部较粗大、下部略细小，因此，一个较小的病灶，如发生在脑干下部，往往可以引起双侧症状；若病灶存在于脑干上部，症状多局限于一侧。脑干是连接大脑、小脑和脊髓的桥梁，因而脊髓的许多上、下行传导束均经过脑干。脑干的神经核是脑干的灰质核团，共10对，分布在中脑、脑桥及延髓中。中脑有第Ⅲ、Ⅳ对脑神经核；脑桥有第Ⅴ、Ⅵ、Ⅶ、Ⅷ对脑神经

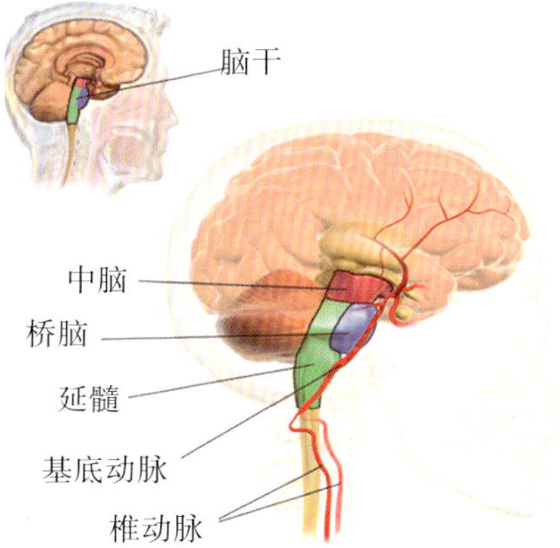

图1　脑干解剖示意图 (图片源自：Blausen.com staff. "Blausen gallery 2014". Wikiversity Journal of Medicine. DOI:10.15347/wjm/2014.010. ISSN 20018762.)

核；延髓有第Ⅸ、Ⅹ、Ⅺ、Ⅻ对脑神经核。除上述脑神经核以外还有传导深感觉的薄束核、楔束核以及锥体外系有关的红核、黑质等。在脑干的白质中有传导束通过，其中包括深浅感觉传导束、锥体束、锥体外通路及内侧纵束等。脑干的网状结构则分布在脑干中轴，由胞体和纤维交错排列形成“网状”区域。网状结构中细胞集中的地方称为网状核。脑干的网状结构与大脑皮质、间脑、脑干、小脑、边缘系统及脊髓均有密切而广泛的联系，参与诸多重要的反射活动，如心血管活动、血压、呼吸运动的自动调节及吞咽、呕吐、角膜反射等。在脑干网状结构中有许多神经调节中枢，如心血管运动中枢、血压反射中枢、呼吸中枢及呕吐中枢等，这些调节和反射可维持机体正常的呼吸、循环功能，控制感觉、运动功能，调节睡眠，调节内脏活动等，在许多方面均起着重要作用。此外，网状结构的一些核团接受各种信息，又传至丘脑，再经丘脑非特异性核团中继后传至大脑皮层的广泛区域，以维持人的意识清醒状态，因而被称为上行网状启动系统。如网状结构受损，可出现意识障碍[1-3]。

嗅觉和视觉以外的各种感觉信息均经脑干而传至中枢，脑的运动指令也均通过脑干而传至各相应的区域。延髓接受味觉和各种内脏感觉的传入，参与调节内脏运动和唾液腺的分泌，支配咽、喉、舌肌的运动，并在维持机体正常呼吸、循环等基本生命活动方面起着极其重要的作用，被称为“生命中枢”。脑桥接受头面部感觉、听觉和前庭觉的传入，支配口、面部肌肉和眼外肌的运动。中脑支配眼球的运动，参与瞳孔反射和锥体外系运动的控制。

脑干作为脊髓和大脑皮质之间联系的桥梁部位，它既起到连接的桥梁作用，又有极其重要的自身功能。它是维持机体意识、睡眠节律、内脏生理运动、精细躯体运动、内外环境稳定等的重要结构。脑干是一个较大脑更具有放射敏感性的器官。脑干接受放射线到一定剂量时会引起迟发性放射性脑干损伤。放射性脑干损伤是最严重的放射性损伤。脑干作为最高权重器官之一，在放射治疗计划制定中应受到高度的重视。

参考文献

[1] 吴江. 神经病学. 2版. 人民卫生出版社，2013.

[2] 王维治. 神经病学. 2版. 人民卫生出版社，2013.

[3] 吕传真，周良辅. 实用神经病学. 4版. 上海科学技术出版社，2014.

（陈浮）

第十四章　垂体的解剖和生理功能特点

垂体(pituitary gland) 位于颅底蝶鞍垂体窝内，蝶窦的后上方，是人体最重要的内分泌腺，掌控着多种对代谢、生长、发育和生殖等有重要作用激素的分泌(图1)。

垂体呈灰红色，椭圆形，成年男性的垂体重量为0.35~0.80 g，成年女性的垂体重量为0.45~0.90 g，妊娠期可稍大，是人体内功能组成最复杂的内分泌腺。垂体分为腺垂体和神经垂体两大部分。腺垂体包括远侧部、结节部和中间部。远侧部是腺垂体的主要成分，约占垂体总重量的75%，其细胞组成包括分泌激素的颗粒细胞和功能尚未明确的无颗粒细胞两类；神经垂体较小，由神经部和漏斗组成，是下丘脑的延伸结构，不含腺细胞。垂体借漏斗和下丘脑连接[1]。

腺垂体细胞分泌的激素主要有7种，分别为生长激素、催乳素、促甲状腺激素、促性腺激素(黄体生成素和卵泡刺激素)、促肾上腺皮质激素和黑色细胞刺激素。生长激素(growth hormone，GH)也是腺垂体中含量最多的激素。人生长激素(human Growth Hormone，hGH)，由191个氨基酸残基组成，属于蛋白质类激素，成年人血清中hGH的基础水平不足0.3 ug/dL，通常儿童高于成年人，女性稍高于男性，但一般不超过1 ug/dL。在人的一生中，青春期分泌最高，

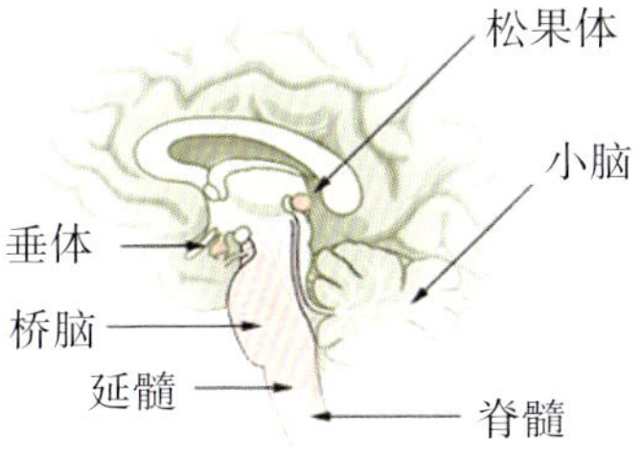

图 1　垂体和脑干示意图（美国联邦政府职员绘制，依据“公有领域”法则使用）

随着年龄的增长，生长激素的分泌逐渐减少。生长激素能促进骨和软组织生长，幼年时该激素分泌不足可引起侏儒症；如果该激素分泌过多，在骨骼发育成熟前可引起巨人症。催乳素能促进乳房发育成熟并分泌乳汁；促甲状腺激素能控制甲状腺，促进甲状腺激素的合成和释放，刺激甲状腺增生；促性腺激素能控制性腺，促进性腺的生长发育，调节性激素的合成和分泌等；促肾上腺皮质激素能控制肾上腺皮质，促进肾上腺皮质激素的合成和释放，促进肾上腺皮质细胞增生；黑色素细胞刺激素能控制黑色素细胞，促进黑色素合成。腺垂体主要由大脑基底动脉发出的垂体上动脉供应。垂体上动脉从结节部上端进入神经垂体的漏斗，在该处形成袢样的窦状毛细血管网，称第一级毛细血管网。这些毛细血管网下行到结节部汇集形成数条垂体门微静脉，它们下行进入远侧部，再度形成窦状毛细血管网，称第二级毛细血管网。垂体门微静脉及其两端的毛细血管网共同构成垂体门脉系统。远侧部的血液可输入神经垂体的漏斗，然后经毛细血管回流入下丘脑；也可流入神经部，再逆向流入漏斗，然后再循环到远侧部或下丘脑，构成整个垂体血流在垂体内的循环流动。

神经垂体与下丘脑直接相连，因此两者是结构和功能的统一体。神经垂体主要由无髓神经纤维和神经胶质细胞组成，并含有较丰富的窦状毛细血管和少量网状纤维。神经垂体本身不会制造激素，而是起着仓库的作用。下丘脑的视上核和室旁核制造的抗利尿激素和催产素，通过下丘脑与垂体之间的神经纤维被送到神经垂体贮存起来，当身体需要时就释放到血液中。抗利尿激素主要作用于肾远曲小管和集合管，可以增加对水的重吸收，减少水分由尿排出。抗利尿素分泌若超过生理剂量，可导致小动脉平滑肌收缩，血压升高；催产素有促进子宫收缩和乳腺泌乳的功能。神经部的血管主要来自于左右颈内动脉发出的垂体下动脉，血管进入神经部分支成为窦状毛细管网。部分毛细血管血液经垂体下静脉汇入海绵窦。部分毛细血管血液逆向流入漏斗，然后从漏斗再循环到远侧部或下丘脑[2]。

因此，垂体是人体最重要的内分泌腺，其在神经系统和内分泌腺的相互作用中处于重要地位，是利用激素调节身体健康平衡的总开关。当垂体受损，出现垂体功能减退时，机体对外界变化的适应能力会下降，从而显著影响人们的生活质量。

参考文献

[1] 柏树令，应大君. 系统解剖学. 8版. 人民卫生出版社，2013.

[2] 朱大年，王庭槐. 生理学. 8版. 人民卫生出版社，2013.

（李骥）

第十五章　海马的解剖和生理功能特点

海马结构是大脑边缘系统的一部分，位于颞叶内侧、侧脑室下角底部深面，包括海马、齿状回、下托和围绕胼胝体的海马残体组成，一般情况下将海马、齿状回和下托在结构和功能上视为一个整体，其中海马、齿状回为主要构成部分(图1)。其功能可能与近期记忆、情绪反应或情绪控制有关[1]。

海马又称Ammon角，是位于杏仁复合体后、侧脑室下角底内侧壁的弓状皮质结构，因形似海马而得名。其前端较宽，有时有2~3个浅沟将其分隔成若干个隆起，使之成爪状，称为海马足，后端较细，移行于束状回。在额状切面上，海马呈“C”字形，若与束状回相连，则呈“S”状，海马的脑室面是折进海马裂中的最深部分，其表面盖有室管膜，膜的深面是一层白质，称为室床，也叫海马槽。海马槽的纤维向内侧缘集中，形成纵行纤维束，称为海马伞。海马伞再向后进，续于穹窿角[2-3]。

海马旁回位于枕叶和颞叶下方的内侧，其前端向后弯曲，称钩。海马旁回、钩与扣带回在半球内构成穹窿状脑回，称为穹窿回。在海马旁回外侧，部分皮质卷入侧脑室小脚内，形成海马。在海马内侧有一呈锯齿状的窄条灰质，称为齿状回。齿状回是一条狭长的皮质带，除内侧面外皆为海马所包绕。

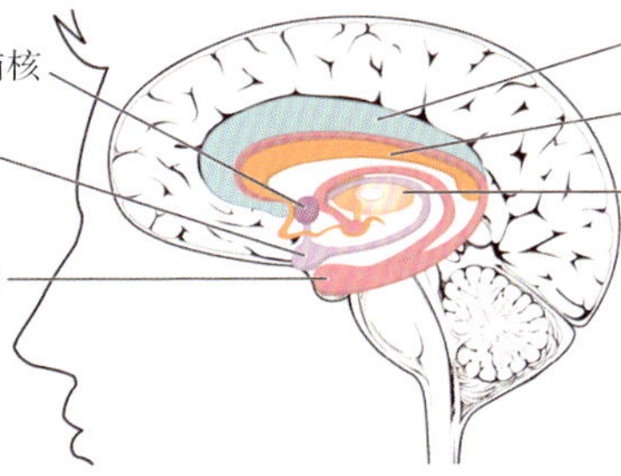

图1　海马示意图 (Carl Fredrik绘制，经“知识共享”协议授权使用)

目前关于海马结构的功能，还处于研究探索阶段。海马结构与大脑皮质和皮质下中枢有广泛的联系，通过脑干网状结构系统及皮质下行纤维接受来自视、听、触、痛等多种器官的感觉信息，并通过与大脑皮层形成多个神经环路发挥作用，参与外界信息向中枢传导的整合，是学习记忆的结构基础。当两侧海马受到较大范围的损伤时，可引起近期记忆的高度丧失，而远期记忆通常不受影响，但可能存在记忆提取困难。海马的重要作用是将经历的事件形成新的记忆(情景记忆或自传性记忆)。一些研究学者认为应该将海马看作对一般的陈述性记忆起作用的内侧颞叶记忆系统的一部分。海马的损伤通常会导致难以组织新的记忆(顺行性失忆症)，而且难以搜索过去的记忆(逆行性失忆症)。另外，在一些逆行性失忆症案例中，在海马遭受损伤的数十年前的记忆也受到了影响，从而导致了关于旧记忆观点的争议。空间讯息的储存与处理也可能牵涉到海马体。若海马体不健全，人类可能就无法记住曾经去过的地方、以及如何前往想去的地点。海马还参与情绪反应或情绪控制，参与某些内脏活动，并对脑干网状结构的上行激动系统有影响。海马的这些作用是与海马旁回–海马结构–乳头体–丘脑前核–扣带回–海马旁回的海马环路有关(Papez环路)。海马病变还是产生癫痫的主要部位，海马任何部位的物理或化学刺激均可产生痫性发作。海马的癫痫发作阈值很低。在海马癫痫发作时，可出现各种精神运动性效应，包括嗅觉、视觉、触觉和其他类型的幻觉。海马与嗅觉无关，它只从内嗅区间接接受嗅性冲动。

海马结构是形成大脑认知功能的重要组织结构，且海马易受射线或炎症反应引起的微环境变化的影响。但在头颈肿瘤尤其是鼻腔鼻窦肿瘤、鼻咽肿瘤放射治疗中，海马不可避免地会受到射线照射。在临床研究中，全脑放射治疗或脑部局部放射治疗中海马结构保护的问题将会越来越受到关注。

参考文献

[1] 吴江. 神经病学. 2版. 人民卫生出版社，2013.
[2] 王维治. 神经病学. 2版. 人民卫生出版社，2013.
[3] 吕传真，周良辅. 实用神经病学. 4版. 上海科学技术出版社，2014.

(陈浮)

第十六章　颈段脊髓的解剖和生理功能特点

脊髓(spinal cord)是中枢神经系统的一部分，其功能基本又重要，一些高级中枢的功能只有通过脊髓才能得以实现：经后根接受身体大部分区域的感觉信息，并进行整合和分析。脊髓发出上行传导通路，将中继后的感觉信息及脊髓自身信息上传到高级中枢；经前根发出运动纤维管理躯体运动和内脏活动。脊髓反射中枢可接受上位中枢下传的信息，完成高级中枢的功能[1]。

脊髓起源于胚胎时期神经管的末端，全长为40~45 cm，位于脊柱保护着的椎管内，横断面呈前扁后突的圆柱形，全长粗细不等，并与脊柱呈一致的弯曲度(图1)。脊髓有两个膨大部，即颈膨大(C_3~T_2)和腰膨大(L_1~S_2)。颈腰膨大是随着四肢发展才形成的，人类的上肢是劳动器官，功能精细而灵活，故颈膨大较腰膨大更明显[2]。

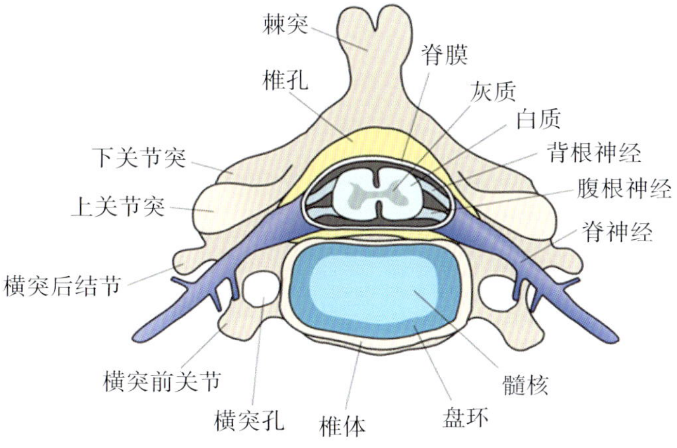

图1　脊髓横断面示意图 (Debivort绘制，经“知识共享”协议授权使用)

颈段脊髓上端在枕骨大孔平面处与延髓相连，下端与胸腰骶尾髓相连并终止于第一腰椎下缘，再下由软脊膜延续为一条结缔组织细丝为终丝，止于尾骨背面，起固定作用。从胚胎第4个月开始，脊髓的生长速度慢于脊柱，致使脊髓较椎管略短，由于脊髓上端与延髓相连，位置固定，故而成人脊髓C_1~C_4节段大致平对同序数椎骨；而颈髓C_5~C_8和T_1~T_4约平对同序数上一块椎骨。脊髓各节与椎骨的对应关系，对病变的定位诊断具有重要意义。

脊髓在构造上保持着节段性，但它在外形上没有明显的节段标志。脊神经前后跟的根丝附着处即对应着一个脊神经节段，颈髓共8节。脊神经可分出神经根、神经丛和神经干。第1对颈神经根在寰椎后弓上方出椎管，第8对颈神经根通过颈胸椎间孔，其余颈神经根分别通过第1~6颈椎间孔。第2~7对颈神经与椎动脉在横段面上的关系自上而下有3种：神经根位于动脉内后方；神经干位于动脉后方；颈神经前支位于动脉外侧。椎神经丛受损的功能障碍范围较神经干受损大得多，一般占据肢体的一部分或全部，如颈丛感觉支受刺激性病变影响时，在颈部和枕部可发生颈枕神经痛。

脊髓由外至内有3层被膜，分别是硬脊膜(spinal dura mater)、脊髓蛛网膜(spinal arachnoid mater)、软脊膜(spinal pia mater)。

颈段脊髓的横断面上，可见一细小的中央管，外侧包绕“H”形的灰质(gray matter)，灰质的外围是白质(white matter)。灰质是神经元胞体及突起、神经胶质和血管等的复合体。而颈段脊髓白质的神经纤维由传入纤维、传出纤维、上行纤维、下行纤维和脊髓固有纤维各自组成不同的纤维束。传入纤维经后根进入脊髓，分为内侧部和外侧部，内侧部纤维粗，组成薄束、楔束，主要传导本体感觉和粗细触觉；外侧部纤维聚集成脊髓外侧束，主要传导痛觉、温度觉、粗触压觉和内脏感觉信息。传出纤维由灰质前角运动神经元发出的纤维和侧角发出的交感神经节前纤维组成，经前根至周围神经。上行纤维又称感觉传导束，将后根传入信息和脊髓信息上传至脑区。下行纤维又称运动传导束，与脊髓神经元发生突触联系。脊髓固有纤维执行脊髓节段内和节段间的整合和调节功能。

脊髓上颈段(C_1~C_4)病变综合征包括运动障碍：颈髓上段的前角病变致其支配的颈肌和项肌的损伤平面以下相应节段瘫痪；颈髓C_3~C_5的膈神经中枢受损致膈肌麻痹，呼吸困难；上颈段皮质脊髓束病变致四肢和躯干肌损伤平面以上相应节段瘫痪。感觉障碍：病变波及两侧所有上行传导束，病灶平面以下感觉丧失；根痛可向枕部及耳后部放射。脊髓颈膨大(C_5~T_1)病变综合征包括：前角损伤致双上肢损伤平面以下相应节段瘫痪；皮质脊髓束损伤致上肢和躯干肌损伤平面以上相应节段瘫痪以及病灶平面以下感觉丧及根痛可向上肢放射。另外，C_8和T_1是瞳孔睫状交感中枢所在，病变后出现Horner综合征。

参考文献

[1]　芮德源,陈立杰.临床神经解剖学.1版.人民卫生出版社,2007.
[2]　柏树令,应大君.系统解剖学.8版.人民卫生出版社,2013.

(杨钢)

第二部分

放射治疗中危及器官剂量限制的临床研究进展

[6] 李晓峰,李淑艳,王君影,等.鼻咽癌放射治疗引起眼角膜内皮细胞面积变异.中国眼耳鼻喉科杂志,2015,15(5):327-330.
[7] Kaushik M, Pulido JS, Schild SE, et al. Risk of radiation retinopathy in patients with orbital and ocular lymphoma. Int J Radiat Oncol Biol Phys, 2012, 84(5): 1145-1150.
[8] Reichstein D. Current treatments and preventive strategies for radiation retinopathy. Curr Opin Ophthalmol, 2015, 26(3): 157-166.
[9] Chang AR. Radiation-induced neovascular glaucoma: dose and volume issues. Korean J Ophthalmol, 2010, 24(6): 384; author reply 385.
[10] Leavitt JA, Stafford SL, Link MJ, et al. Long-term evaluation of radiation-induced optic neuropathy after single-fraction stereotactic radiosurgery. Int J Radiat Oncol Biol Phys, 2013, 87(3): 524-527.
[11] Pollock BE, Link MJ, Leavitt JA, et al. Dose-volume analysis of radiation-induced optic neuropathy after single-fraction stereotactic radiosurgery. Neurosurgery, 2014, 75(4): 456-460; discussion 460.
[12] Mihalcea O, Arnold AC. Side effect of head and neck radiotherapy: optic neuropathy. Oftalmologia, 2008, 52(1): 36-40.
[13] Li CQ, Gerson S, Snyder B. Case report: hyperbaric oxygen and MRI findings in radiation-induced optic neuropathy. Undersea Hyperb Med, 2014, 41(1): 59-63.
[14] Malik A, Golnik K. Hyperbaric oxygen therapy in the treatment of radiation optic neuropathy. J Neuroophthalmol, 2012, 32(2): 128-31.
[15] Ryu S, Kolozsvary A, Jenrow KA, et al. Mitigation of radiation-induced optic neuropathy in rats by ACE inhibitor ramipril: importance of ramipril dose and treatment time. J Neurooncol, 2007, 82(2): 119-124.
[16] Finger PT, Chin KJ. Antivascular endothelial growth factor bevacizumab for radiation optic neuropathy: secondary to plaque radiotherapy. Int J Radiat Oncol Biol Phys, 2012, 82(2): 789-798.
[17] Farooq O, Lincoff NS, Saikali N, et al. Novel treatment for radiation optic neuropathy with intravenous bevacizumab. J Neuroophthalmol, 2012, 32(4): 321-324.
[18] Nagendran ST, Finger PT. Anti-VEGF intravitreal bevacizumab for radiation-associated neovascular glaucoma. Ophthalmic Surg Lasers Imaging Retina, 2015, 46(2): 201-207.

(燕丽，王胜资)

第十八章　听觉系统剂量限制的临床研究进展

听觉器官在头颈部肿瘤放射治疗中因临近靶区，放射损伤不可避免。中耳放射损伤可引起传导性耳聋，内耳及蜗后放射损伤可引起感音神经性耳聋。

放射性耳损伤可分为早期与晚期放射性耳损伤。早期放射性耳部损伤多表现为外耳道炎、渗出性中耳炎、急性听力下降和迷路炎。晚期放射性耳损伤包括长期中耳积液、慢性化脓性中耳炎、外耳道狭窄、放射性骨坏死和慢性听力下降等。对849例接受常规放疗技术单纯放疗的鼻咽癌患者的晚期后遗症进行观察(中位随访时间为3年)发现，54%的患者有听力障碍，52%有耳鸣，32%有耳漏[1]。基于5个随机对照试验的针对1 102例鼻咽癌的Meta分析表明，同期放化疗较单纯放疗有更高的严重晚期放射性耳损伤(耳聋/中耳炎)发生率，前者为20.7%，后者为13.3%[2]。对208例调强放射治疗后的鼻咽癌患者的晚期并发症进行了观察(5年以上)，结果表明，听力下降的发生率高达67.8%[3]。在采用调强放疗技术(intensity modulated radiation therapy，IMRT)进行放疗时，如不对耳部结构进行剂量限制，患者耳部将受到更高剂量的照射[4]。

耳廓和外耳道皮肤的放射性损伤是一种急性反应，研究表明当外耳道接受的放射剂量达60 Gy时，即可出现放射性外耳道损伤。在照射后的几小时或几天就可以出现皮肤红斑，色素沉着，晚期放射性损伤表现为外耳道皮肤萎缩，变薄变干。外耳道炎的发病率为33.2%[5]。

放射性中耳炎是由于放射引起的中耳黏膜炎性水肿，一般是由于渗出增加、尤其咽鼓管黏膜水肿、功能不良、引流不畅所导致。放射性分泌性中耳炎(radiation-induced otitis media with effusion，RIOME)在照射早期即可出现，表现为耳闷、耳鸣、听力损害等，半年后达高峰，相当部分患者的病变持续终身。MRI扫描结果显示，当放疗射线剂量超过50 Gy时，中耳乳突炎发生的几率超过50%。本院数据显示，3D-CRT技术下鼻咽癌放疗后OME的发病率高达26%[6]。IMRT技术下105例鼻咽癌患者放疗后3年以上单侧或双侧OME的发病率为32.4%[7]。如果不对中耳器官进行剂量限制，应用IMRT技术并不能降低放疗后OME的发病率。在RIOME的发病过程中，中耳及咽鼓管遭受了双重损伤：射线导致的组织原发性损伤，以及由于射线引起咽鼓管水肿狭窄后中耳负压所致的二次损伤。本院回顾性研究[8]表明，RIOME的发病与咽鼓管峡部接受的放射剂量密切相关，当咽鼓管峡部的剂量高于52 Gy或者中耳腔剂量高于46 Gy时，RIOME的发生率明显升高。本院研究[9]显示，咽鼓管峡部的保护是预防放射性分泌性中耳炎的关键，将中耳鼓室腔及咽鼓管峡部平均剂量分别控制在34 Gy和53 Gy以下时，可明显减少分泌性中耳炎的发生。对于放疗后持续出现的中耳积液，可行鼓膜穿刺抽液和鼓膜置管术，失败后可反复进行，以减轻患者的症状，但局部反复操作将增加局部感染的可能性。

在头颈部肿瘤常规放疗技术中，内耳吸收了80%~100%的放射剂量，纯音测听的结果也显示绝大多数听力下降的病例有骨导听阈的上升，因此放射性感音神经性聋(radiation-induced sensorineural hearing loss，RISNHL)是放射性耳损伤最常见的并发症。放射性内耳损伤表现为感音神经性聋，听力缺失以高频为主。放疗后5年的听力损害程度较放疗后1个月、1年和2年时的听力损害程度要重，且明显影响部分患者的日常语言交流。

对耳蜗损伤阈值的报道相差较大。Bhandare[5]等对325例接受放疗(中位随访期为5.4年)的头颈肿瘤患者进行调查发现：内耳所受的辐射剂量与SNHL有显著的相关性，当接受的放射剂量超过60.5 Gy时，治疗后5~10年，患者发生SNHL的比例是37%，而低于60.5 Gy时仅为3%。Mujica-Mota等[10]报导的头颈部肿瘤放疗后SNHL的发病率如下，语音频率为0%~85%，高频为27%~95%。随着随访时间的延长，感音神经性聋的发病率增加。最小的耳蜗剂量阈值报导为45 Gy。Theunissen等[11]研究结果显示放疗和放化疗后SNHL的发病率明显不同，前者为0%~43%，后者为17%~88%，影响感音神经性聋的危险因素是耳蜗的放射剂量、随访时间、年龄、基线听力水平、顺铂剂量。本单位对鼻咽癌放疗后感音神经性聋的前瞻性研究早期结果显示，IMRT技术下在不降低靶区剂量的前提下，采用平均耳蜗剂量限于35 Gy以下，可使放疗后2年轻度听力损伤发生率低于25%，但这需视肿瘤体积大小而定，45~47 Gy的剂量定义可在肿瘤靶区剂量满足和听觉器官剂量限制间取得较好的平衡。根据肿瘤T分期设置剂量阈值有利计划通过概率。我们的研究还发现，肿瘤亚临床区的靶区勾画和剂量定义对听觉器官剂量受量影响很大。相同肿瘤体积条件下，CTV2的勾画和剂量定义是影响听觉器官剂量受量的前提，计划靶区(PTV)是确保剂量精确分布的关键；同时，颈部放疗剂量也可影响中耳咽鼓管的功能，60 Gy即可见咽鼓管功能明显损害，这与放疗后颈部淋巴管回流障碍，导致咽鼓管周围淋巴管压力增高有关。对颈部GTVnd和淋巴引流区的分别剂量定义有利于降低颈部放射剂量，降低咽鼓管功能损伤的发生率。

辐射所致内耳微循环障碍可能是耳蜗损伤最重要的致病机理，放射后的血管损伤可引起耳蜗的病理生理改变，耳蜗放射剂量是RISNHL发病最重要的因素。针对放射性内耳损害仍无特效疗法，对于放疗后发生的中耳炎以及咽鼓管功能受损予以积极的诊治，会有助于减轻SNHL。

参考文献

[1] Yeh SA, Tang Y, Lui CC, et al. Treatment outcomes and late complications of 849 patients with nasopharyngeal carcinoma treated with radiotherapy alone. Int J Radiat Oncol Biol Phys, 2005, 62(3): 672-679.

[2] Du CR, Ying HM, Kong FF, et al. Concurrent chemoradiotherapy was associated with a higher severe late toxicity rate in nasopharyngeal carcinoma patients compared with radiotherapy alone: a meta-analysis based on randomized controlled trials. Radiat Oncol, 2015, 10(1): 70

[3] Zheng Y, Han F, Xiao W, et al. Analysis of late toxicity in nasopharyngeal carcinoma patients treated with intensity modulatedradiation therapy. Radiat Oncol, 2015, 10(1): 17.

[4] 倪晓晨，王胜资，李骥等.鼻咽癌调强放疗中限制剂量与提高保护权重对听觉器官剂量分布影响的研究. 中华放射肿瘤学杂志，2013，22(6)：478-481.

[5] Bhandare N, Antonelli PJ, Morris CG, et al. Ototoxicity after radiotherapy for head and neck tumors. Int J Radiat Oncol Biol Phys, 2007, 67(2): 469-479.

[6] 王胜资，阎小军，郭明等. 鼻咽癌3D计划放射治疗后放射性中耳炎的临床分析. 中国癌症杂志，2006，16(6)：503-507.

[7] Hsin CH, Chen TH, Liang KL, et al. Postirradiation otitis media with effusion in nasopharyngeal carcinoma patients treated by intensity-modulated radiotherapy. Laryngoscope, 2013, 123(9): 2148-2153.

[8] Wang SZ, Wang WF, Zhang HY, et al. Analysis of anatomical factors controlling the morbidity of radiation-induced otitis media with effusion. Radiother Oncol, 2007, 85(3): 463-468.

[9] Wang SZ, Li J, Miyamoto CT, et a1. A study of middle ear function in the treatment of nasopharyngeal carcinoma with IMRT technique. Radiother Oncol, 2009, 93(3): 530-533.

[10] Mujica-Mota M, Waissbluth S, Daniel SJ. Characteristics of radiation-induced sensorineural hearing loss in head and neck cancer: a systematic review. Head Neck, 2013, 35(11): 1662-1668.

[11] Theunissen EA, Bosma SC, Zuur CL, et al. Sensorineural hearing loss in patients with head and neck cancer after chemoradiotherapy and radiotherapy: a systematic review of the literature. Head Neck, 2015, 37(2): 281-292.

(王伟芳，王胜资)

第十九章　唾液腺剂量限制的临床研究进展

唾液腺是放疗的敏感器官，由于其特殊的解剖位置，在头颈部肿瘤的放疗中，腮腺、颌下腺等常常被包括在放射治疗野内，不可避免地受到较高剂量的照射，造成唾液腺的放射性损伤，主要表现为唾液腺体积的改变及分泌功能的减退，引起放射性口腔干燥，导致吞咽、咀嚼、语言、味觉、睡眠、食欲下降等问题；导致患者社交活动减少，并引起焦虑、紧张、抑郁等情绪改变；同时，唾液消化酶分泌减少，可导致龋齿、齿龈炎、念珠菌感染、涎腺炎等病症[1]。其发生率在放疗中为93%，放疗后为74%~85%[2]。

受食物刺激后唾液的60%由腮腺分泌，在静息状态下唾液量的60%~65%却是由颌下腺分泌的，唾液中黏蛋白的70%由口腔内微小涎腺产生，后两者与口腔黏膜的湿润程度、特别是患者口干的感觉程度密切相关。

放疗造成唾液腺损伤的机制目前还不十分明确，主要认为与放射线对唾液腺细胞的直接杀伤、放射线间接对唾液腺组织营养血管的闭锁，以及放射引起的自身免疫介导的唾液腺损伤相关。唾液量测定是评价唾液功能的常规手段，但是标准未确定，参考值：整个口腔唾液流率<0.1 mL/min或刺激唾液流率<0.7 mL/min为口干[3]。我国参照中华口腔医学会的口干分级标准[4]。

唾液流率减低或被抑制取决于唾液腺组织的放射敏感性、唾液腺组织受照射的范围以及唾液腺受照剂量。放疗第4天，即接受放疗剂量为7.2 Gy时，刺激性和非刺激性唾液分泌量下降40%~50%，且放疗后唾液分泌量随着时间的推移不能恢复[5]。有学者认为当接受头颈部肿瘤放疗的总剂量小于25~30 Gy时，2年后唾液腺功能可以恢复到放疗前水平[6]。放疗后唾液的电解质和生化的改变也使唾液的正常功能受到不同程度的影响。

放疗后唾液腺体积有不同程度的缩小，腮腺体积变化在放疗开始后的第5周达到最大值。IMRT放疗结束时腮腺体积缩小17%~59%(中位值38%)[7]。有学者在IMRT实施过程中用锥形束CT对患者进行了测量，结果是由于肿瘤与

表1　中华口腔医学会口腔颌面外科专业委员会涎腺疾病学组大会讨论通过(2011年4月)

	0级 (无口干)	1级 (轻微口干)	2级 (轻度口干)	3级 (中度口干)	4级 (重度口干)
症状特点	无口干	夜间睡眠或醒来时轻微口干	轻度口干，不影响进食及讲话	经常口干，进食或讲话时需饮水	严重口干，口腔内烧灼感，言语、咀嚼和吞咽困难，需随身带水
口腔黏膜湿润度	正常	正常	湿润度稍差	少光泽	黏干、无光泽，可出现沟裂纹
唾液特点	正常	正常	泡沫状	少，黏丝	极少至无

适用于慢性口干(3个月以上)分级。

正常组织对射线有着不同反应性、患者轮廓变化等原因，CTV与腮腺受照体积在计划时与放疗中和结束后相比出现了明显的变化，提示我们在头颈部肿瘤治疗过程中需及时调整CTV及腮腺体积的勾画。

在传统放疗技术条件下，多数头颈肿瘤患者由于双侧腮腺、颌下腺等唾液腺接受了50 Gy甚至更高剂量的照射，口干的发病率高且持续时间长。有报导在放疗后3~22年随访长期生存的患者，100%的患者主诉口干，中重度口干患者达到64%[8]。但完成IMRT放疗技术治疗后，疗后5年患者主诉为口干的发生率为40.9%，且无3~4级重度口干发生[9]。在常规放疗中腮腺部分或全器官照射后TD5/5和TD50/5分别是32 Gy和46 Gy。腮腺受照剂量<31 Gy以及小唾液腺受照剂量<11 Gy时，有助于降低口干发生的风险[10]，当下颌下腺受照剂量<39 Gy时，其唾液流率有望恢复正常[11]。IMRT与传统放疗技术(conventional radiation therapy，CRT)相比较在唾液腺保护方面有着明显的优势。

目前唾液腺损伤的治疗方法越来越多，主要包括人工唾液替代品(湿润剂)、催涎剂(匹罗卡品等)、脱颗粒自由基清除剂(也叫细胞保护剂)、颌下腺移植术、中医中药治疗、基因治疗等。国外使用人工唾液替代品(湿润剂)较多，颌下腺移植术由于需要手术带来创伤及不便很少被医患接受。颌下腺移植术患者的选择需十分谨慎，有颌下淋巴结转移的肿瘤患者及口底肿瘤患者的放疗射野包含Ⅰa和Ⅰb区淋巴区，不宜行此手术[1]。催涎剂(匹罗卡品等)与安慰剂相比，能够显著增加静止性唾液流量，从而减少放射性口干症的发生。目前氨磷汀(amifos-tine)是被广泛用于临床的细胞保护剂。氨磷汀是一种有机硫代磷酸盐类化合物，在体内被碱性磷酸脂酶脱磷酰基而转化成活性代谢产物WR-1065，由于正常组织与肿瘤组织存在一些差异，使得正常组织中的WR-1065可与DNA分子紧密结合并起稳定作用，还能够消除放疗所产生的氧自由基，减少放疗对DNA分子的损伤[12]。中医学认为，放射线是一种火邪热毒，国内学者运用养阴活血、消毒生津等中药治疗头颈部肿瘤放疗所致的口腔干燥症，取得了一定的成果[13]。

参考文献

[1] 丁继平，孔月虹，涂文勇. 头颈部肿瘤放疗中涎腺功能保护研究进展. 实用肿瘤杂志，2015，30(2)：105-108.

[2] Jensen SB，Pedersen AM，Vissink A，et al. A systematic review of salivary gland hypofunction and xerostomia induced by cancer therapies: prevalence, severity and impact on quality of life. Support Care Cancer，2010，18(8)：1039-1060.

[3] McLaughlin L. Taste dysfunction and eating behaviors in survivors of head and neck cancer treatment. Medsurg Nurs，2014，23(3)：165-170，184.

[4] 王中和，涂文勇. 口腔颌面：头颈肿瘤放射治疗学. 1版. 上海世界图书出版公司，2013.

[5] Jentzen W，Schneider E，Freudenberg L，et al. Relationship between cumulative radiation dose and salivary gland uptake associated with radioiodine therapy of thyroid cancer. Nucl Med Commun，2006，27(8)：669-676.

[6] 刘景杰，田野. 头颈部癌调强适形放射治疗保护唾液腺功能的研究现状. 中华耳鼻咽喉头颈外科杂志，2007，42(7)：551-553.

[7] 张希梅，曹建忠，罗京伟，等. 鼻咽癌调强放疗中腮腺体积变化的临床动态研究. 癌症进展杂志，2009，7(4)：431-435。

[8] Wijers OB，Levendag PC，Braaksma MM, et al. Patients with head and neck cancer cured by radiation therapy: a survey of the dry mouth syndrome in long-term survivors. Head Neck，2002，24(8)：737-747.

[9] Zheng Y，Han F，Xiao W，et al. Analysis of late toxicity in nasopharyngeal carcinoma patients treated with intensity modulated radiation therapy. Radiat Oncol，2015，10：17.

[10] Emami B，Lyman J，Brown A，et al. Tolerance of normal tissue to therapeutic irradiation. Int J Radiat Oncol Biol Phys，1991，21(1)：109-122.

[11] Murdoch-Kinch CA，Kim HM，Vineberg KA，et al. Dose-effect relationships for the submandibular salivary glands and implications for their sparing by intensity modulated radiotherapy. Int J Radiat Oncol Biol Phys，2008，72(2)：373-382.

[12] 刘苏麟，林志雄，头颈部肿瘤放疗对唾液腺的损伤. 国际肿瘤学杂志，2011，38(3)：198-200.

[13] 张强，丛景，李道乾，等. 清热活血生津方对头颈部放疗唾液腺功能保护作用临床研究. 中国中医急症，2000，10(2)：82-83.

（张海燕）

第二十章　咽缩肌剂量限制的临床研究进展

咽缩肌的损伤是导致吞咽功能障碍的主要因素之一。

头颈部肿瘤如鼻咽癌、口咽癌、喉癌、下咽癌等患者在接受放射治疗中和治疗后会产生吞咽困难症状，在急性期是因咽部组织的炎性水肿所致，晚期则是因组织纤维化所致。急性放射损伤导致的吞咽困难多于放射治疗结束后一月左右缓解，但晚期组织损伤导致的吞咽功能障碍成为放疗后遗症中极为棘手的问题之一。因吞咽功能障碍导致的饮食困难、误咽、吸入性肺炎等情况近年来越来越受到国内外学者的关注。吞咽功能损伤已直接影响患者的生活质量，可导致焦虑、抑郁甚至危及生命[1]。

头颈部肿瘤患者接受放射治疗后往往会导致咽缩肌及喉的损伤，这将直接造成患者吞咽功能的损害。咽缩肌能够耐受的最大放疗剂量以及如何预测评估吞咽困难的发生情况是目前关注的重点，然而相关的研究、报道和数据并不多。有学者认为在制定放射治疗计划时，咽缩肌及喉部的受照剂量应控制在50~65 Gy之间。如果剂量超过70 Gy，治疗后发生吞咽困难或咽部发生狭窄的可能性会大大提升[2]，也有研究报道头颈部肿瘤接受放疗时咽缩肌的受照剂量>DT50 Gy时其损伤明显增高[3]。

将咽缩肌分为上、中、下3段分别进行剂量学研究后提示，咽上缩肌的损伤不会导致急性毒性反应，但是与延迟发生的吞咽困难有关，其损伤所致的吞咽困难通常发生在放疗结束后3~6个月之后。咽中缩肌的损伤与急性吞咽困难发生密切相关，如果咽中缩肌的剂量得不到有效控制(Dmean≥50 Gy，Dmax >60 Gy，V50>70%)，将导致急性的吞咽困难症状，且常在放疗后3个月之内发生。此项研究中，咽下缩肌与吞咽困难发生的关系不显著，而环咽肌的高剂量照射(Dmax >60 Gy)将会导致Ⅱ级以上的急性吞咽困难症状[4]。尽管咽下缩肌的照射剂量与吞咽困难这一症状的发生无明显关系，但是也有学者认为咽下缩肌的照射剂量与患者治疗后对胃管使用的依赖性相关，当其平均剂量≥47 Gy时需要延长胃管使用时间，而当平均剂量低于41 Gy时胃管使用时间小于12个月，且当V40<41%时也能降低患者对胃管的依赖[5]。

放射治疗技术可能会影响咽缩肌的损伤程度。随着放疗技术的不断改进，能够进一步在确保肿瘤靶区剂量要求的同时尽可能降低周围正常组织的剂量，对头颈部肿瘤患者来说，IMRT技术较CRT技术能够更好地保护咽缩肌，降低吞咽困难发生的概率。有学者认为能够从调强放疗的剂量容积参数及治疗前相关影响因素中预测其吞咽困难发生的可能性，并以此建立一个有效的吞咽困难发生的预测模型。预测因素包括放疗技术、咽上缩肌以及声门上喉部的平均照射剂量、肿瘤体积、患者年龄。采用IMRT技术后，咽上缩肌以及喉部声门上区的照射剂量得到有效控制，使得患者治疗后可以吞咽柔软的食物，而喉部声门上区的剂量得到有效控制后，使得患者在完成治疗后甚至可以吞咽坚硬的食物并大大降低了窒息的发生率[6]。福建省肿瘤医院将鼻咽癌患者分为IMRT保护吞咽功能组、IMRT不设保护组以及CRT组进行比较，中位随访28个月后发现，保护吞咽功能的调强放疗组患者的吞咽功能损伤发生率明显低于其他两组，并且其咽缩肌及喉部的受照剂量和体积明显好于其他两组($P<0.05$)，该组咽缩肌的Dmean和V50分别为47.4 Gy和4.05%。因此调强放疗中保护咽缩肌对于减轻吞咽功能的损伤至关重要[7]。

头颈部肿瘤放疗中，因颈段食管的高剂量照射导致的食管狭窄也进一步加剧了患者治疗后的吞咽困难、梗阻感以及呼吸困难和窒息等不良反应。放疗的患者发生食管狭窄与放疗的剂量反应率及容积相关。目前这方面的报导国内外还比较罕见，有学者认为咽食道狭窄这一不良反应在联合放化疗的患者高发，已经位于其所有不良反应的第3位。肿瘤的分期、发病部位、患者年龄、放疗技术以及化疗是否参与等都是决定咽食管狭窄这一不良反应发生的相关因素[8]。为了更加精确地提高肿瘤靶区剂量并且降低周围正常组织的剂量，对头颈部肿瘤患者放疗中颈段食管剂量的限制和研究也是非常重要的。除以上考虑外，在头颈部肿瘤放疗中还需充分考虑后组颅神经(舌咽神经)损伤对吞咽困难的影响，在放射治疗计划制定时予以全面综合评估。

综上所述，头颈部肿瘤患者放疗所引起的咽缩肌以及颈段食管的损伤是导致患者治疗后吞咽困难和呼吸困难甚至窒息的重要原因。这将严重影响患者的生活质量，有些患者甚至需要使用胃造瘘和行气管切开术来缓解放疗带来的不良作用。在临床工作中如何在确保靶区剂量要求的情况下尽可能降低这些正常组织的照射剂量是我们目前需要解决的重要问题。

参考文献

[1] Bhide SA, Gulliford S, Kazi R, et al. Correlation between dose to the pharyngeal constrictors and patient quality of life and late dysphagia following chemo-IMRT for head

and neck cancer. Radiother Oncol, 2009, 93(3): 539-544.

[2] Feng FY, Kim HM, Lyden TH, et al. Intensity-modulated radiotherapy of head and neck cancer aiming to reduce dysphagia: early dose-effect relationships for the swallowing structures. Int J Radiat Oncol Biol Phys, 2007, 68(5): 1289-1298.

[3] Popovtzer A, Cao Y, Feng FY, et al. Anatomical changes in the pharyngeal constrictors after chemo-irradiation of head and neck cancer and their dose-effect relationships: MRI-based study. Radiother Oncol, 2009, 93(3): 510-515.

[4] Mazzola R, Ricchetti F, Fiorentino A, et al. Dose-volume-related dysphagia after constrictor muscles definition in head and neck cancer intensity-modulated radiation treatment. Br J Radiol, 2014, 87(1044): 20140543.

[5] Vlacich G, Spratt DE, Diaz R, et al. Dose to the inferior pharyngeal constrictor predicts prolonged gastrostomy tube dependence with concurrent intensity-modulated radiation therapy and chemotherapy for locally-advanced head and neck cancer. Radiother Oncol, 2014, 110(3): 435-440.

[6] Christianen ME, Schilstra C, Beetz I, et al. Predictive modelling for swallowing dysfunction after primary (chemo)radiation: results of a prospective observational study. Radiother Oncol, 2012, 105(1): 107-114.

[7] 徐鹭英，林冯杰，邱素芳，等. 鼻咽癌调强放疗对吞咽功能保护的前瞻性研究. 中华肿瘤防治杂志，2015，22(21): 1695-1699.

[8] Prisman E, Miles BA, Genden EM. Prevention and management of treatment-induced pharyngo-oesophageal stricture. Lancet Oncol, 2013, 14(9):e380-e386.

(朱奕)

第二十一章　喉部剂量限制的临床研究进展

头颈部肿瘤放射治疗中，喉部作为临近器官会受到一定剂量的照射，而喉癌时则受到根治剂量的照射，在治疗疾病的同时，不可避免地会造成喉部放射损伤。如何在保证治疗效果的同时，借助于先进的放射治疗技术，减少喉部放射损伤的发生，从而提高生存质量，是我们面临的课题。近年来放射治疗相关的喉水肿、喉功能障碍、吞咽困难等放射损伤越来越受到关注[1-3]。

喉水肿是最常见的放射损伤，渐进性的喉水肿以及由此引发的纤维化会导致发声和吞咽功能损伤。单因素分析表明2级及以上喉水肿的发生与肿瘤分期、肿瘤大小、喉中位剂量、喉受量≥30~70 Gy的体积百分比等因素明显相关[4]。多因素分析表明，喉的平均剂量或受照剂量≥50 Gy的体积百分比、肿瘤分期是引起喉水肿的独立预后因素。有研究者建议受照剂量≥50 Gy，体积百分比和喉的平均剂量如能保持尽可能低，分别限制为<27%和<44 Gy，将会减少喉水肿的发生。

发声功能障碍是喉部受到照射后的另一种常见的放射损伤。发声功能与杓会厌皱襞、会厌前间隙、真假声带、咽侧壁等结构受损密切相关。有关发声功能主观和客观评估参数显示，声音的变化与喉、咽和口腔的照射剂量有关，这些结构和肌肉受照剂量一旦超过66 Gy，发音功能明显受损，这提示唾液、咽部润滑性、软组织结构、外周肌肉的变化在发声功能中起重要作用。临床上许多研究结果显示T1期喉癌经过放射治疗后，通常剂量为60~66 Gy，不经过化疗，声带的发音质量得到了很好的保护。但局部晚期喉癌由于照射范围扩大，治疗后有关有效声音质量的信息极少。局部晚期喉癌的病例经过喉切除的治疗，或者接受放化疗临床试验，同步化疗和高剂量放疗可能是喉水肿和功能损伤的危险因素。对于局部晚期的喉癌患者来说，放射治疗明显影响其发声功能，而对于早期喉癌患者来说，放射治疗对发声功能的影响则不大，从而发现了临床上明显发声功能损伤需要喉和声门上周围结构均受影响这一重要现象。周围组织可能通过减少唾液分泌功能间接影响发声功能，或通过固有肌肉和软组织受损直接影响发声功能。已发表的文献数据显示，喉平均剂量限制在40~50 Gy似乎是合理的。在放射治疗中，由于声带的损伤，声音的频率发生改变，发音质量也会放生变化，与放射剂量呈正相关，有报道称喉部的中位照射剂量分别为≤20 Gy、>20~30 Gy、>30~40 Gy、<40~50 Gy以及>50 Gy时，发音质量较治疗前分别下降10%、20%、25%、30%以及60%。

喉部放射损伤的晚期反应之一是喉软骨坏死，其发生比较少见，并且软骨的耐受剂量较高，其剂量学研究资料能查阅到的也不多，但临床上在喉部接受根治剂量放疗后如肿瘤复发，一般不考虑再程放疗，而优先考虑手术治疗。

随着现代放射治疗技术的发展、三维适形放疗技术及IMRT的广泛应用，尤其是图像引导下调强放射治疗(imaging guided radiotherapy，IGRT)在头颈部肿瘤放射治疗上的应用，在晚期头颈部肿瘤放射中通过减少腮腺、颌下腺、颈部血管等的照剂量和体积，使得正常器官和组织的保护得以实施，提高了患者的生存质量[5]。近期的研究发现，对于早期喉癌采用IMRT技术，并将肿瘤根治剂量集中于肿瘤靶区，而非针对整个喉腔的照射，由于呼吸等导致的CTV剂量改变极小，所以对侧声带得到了很好的保护，但这还仅限于实验室的剂量学分析[6]。

综上所述，头颈部肿瘤放射治疗导致喉部的急慢性损伤，如喉水肿、发声功能损伤会严重影响生存质量。由于调强精准放射技术在头颈部肿瘤治疗中的广泛应用，精确治疗、个体化治疗使头颈部肿瘤治疗疗效取得了进一步发展。通过对危重器官的容积剂量的限制，降低受照剂量，明显减轻反射反应，喉的放射性损伤也有所减轻，发声功能、吞咽功能得到了更好的保护。虽然早期头颈部肿瘤和晚期头颈部肿瘤放射治疗保护器官的重点不同，但都能从调强放射治疗中获益。如何提高头颈部肿瘤的治疗水平，更好地保护正常组织，减少放射损伤，期待更多的临床试验给出答案。

参考文献

[1] Vainshtein J, Eisbruch A. Function, muscles, and sparing by IMRT for head-and-neck cancer. Int J Radiat Oncol Biol Phys, 2013, 85(3): 577-578.

[2] Sanguineti G. Oncology scan--rethinking treatment strategies for cancers of the larynx and pharynx. Int J Radiat Oncol Biol Phys, 2013, 86(5): 805-807.

[3] Al-Mamgani A, Tans L, van Rooij P, et al. A single-institutional experience of 15 years of treating T3 laryngeal cancer with primary radiotherapy, with or without chemotherapy. Int J Radiat Oncol Biol Phys, 2012, 83(3): 1000-1006.

[4] Rancati T, Schwarz M, Allen AM, et al. Radiation dose-volume effects in the larynx and pharynx. Int J Radiat Oncol Biol Phys, 2010, 76(3 Suppl): S64-S69.

[5] Lee VH, Ng SC, Leung TW, et al. Dosimetric predictors of radiation-induced acute nausea and vomiting in IMRT for nasopharyngeal cancer. Int J Radiat Oncol Biol Phys, 2012, 84(1): 176-182.

[6] Osman SO, Astreinidou E, Levendag PC, et al. Impact of geometric variations on delivered dose in highly focused single vocal cord IMRT. Acta Oncol, 2014, 53(2): 278-285.

(邹丽芬)

第二十二章　甲状腺剂量限制的临床研究进展

甲状腺功能减退(以下简称甲减)作为头颈部肿瘤放射治疗的晚期不良反应之一，在临床中较为常见，据文献报道，甲减的发生率为10%~53%[1-4]。

甲减可分为原发性甲减和继发性甲减。原发性甲减是由甲状腺本身疾病所致，大多为甲状腺组织被破坏的结果；继发性甲减是由于垂体或下丘脑疾病导致促甲状腺激素(serum thyroid stimulating hormone，TSH)不足而发生。根据实验室检查结果及有无临床症状，甲减又可分为临床甲减和亚临床甲减。临床甲减定义为血清TSH水平升高，同时伴有血清游离甲状腺素(serum free thyroxine，FT_4)水平下降，患者出现甲减临床症状，如体重增加、怕冷、伤口愈合缓慢、疲劳、萎靡不振、认知障碍、便秘、皮肤干燥、声音嘶哑、水肿、听力下降、月经过多、关节痛等。亚临床甲减表现为血清TSH水平升高，而血清FT_4水平可在正常范围，患者缺少甲减的临床症状和体征。

放射治疗引起甲减的具体机制目前仍不清楚，可能的机制包括：射线对甲状腺细胞的直接损伤、甲状腺被膜纤维化、射线对甲状腺血管的损伤，免疫介导的甲状腺损伤，由饮食不足引起的碘缺乏，以及垂体损伤间接引起的甲状腺功能减退等[5-7]。

放射治疗后出现甲减可能与甲状腺受照射范围、照射剂量、患者性别、年龄、受照射的甲状腺体积等有关[8]。低龄、女性、合并化疗或颈部手术是放疗后发生甲减的高危因素[9]。Lo Galbo等[10]发现，甲减的发生与抗甲状腺球蛋白抗体的出现呈高度相关。这提示，自身免疫反应可能与放疗导致的甲减有关。因此，在放疗前测定抗甲状腺球蛋白抗体可帮助预测放射导致甲减的可能性。

由于不同研究使用的计算甲状腺受照剂量的方法及剂量学参数不同，可能导致研究结果缺乏一致性。虽然研究对于甲状腺究竟受到多少照射剂量会导致放疗后的甲减意见不统一，但是均提出了放疗后的甲减与甲状腺受照射剂量存在量效关系。Kim等[1]认为，V45是预测甲减的独立变量。Fujiwara等[2]发现，通过剂量–体积直方图(dose-volume histograms，DVH)分析发现，平均甲状腺受照剂量<30 Gy的患者，发生甲减的概率较30 Gy以上组明显下降，因此认为平均甲状腺受照剂量为30 Gy可能是预测甲减发生的一个阈值。Bhandare等[4]的研究发现，平均甲状腺受照剂量45 Gy或以上组5年后和10年后临床甲减的发生率分别是27%和39%，而45 Gy以下组则同为21%。在照射甲状腺体积超过85%的患者中，分别有23%和25%的患者发展为临床甲减和亚临床甲减，而照射体积在50%或以下的患者中，临床甲减和亚临床甲减的发生率分别是0%和10%。在限制甲状腺剂量的情况下，调强放疗技术较常规放疗技术能更好地降低甲状腺受照射的剂量，但保护的程度与肿瘤体积和肿瘤与甲状腺的位置相关。

放疗结束至甲减发生的中位间隔时间是1.4~1.8年[11]，因此治疗结束后1~2年后的随访中应加强甲状腺功能的检查，以便及早发现和治疗甲减，改善患者的生活质量。治疗前合理设计靶区，酌情缩减至少一侧下颈部的照射范围和/或剂量，保护甲状腺组织，进一步降低放疗后甲减的发生率，在保证疗效的前提下尽可能提高患者的生活质量。

甲减作为非可逆性疾病，一旦确诊，需要终生甲状腺激素补充治疗。根据美国临床内分泌协会和美国甲状腺协会(the American Association of Clinical Endocrinologists and The American Thyroid Association：ATA/AACE)对于甲减治疗的指导原则，除了临床甲减，对于有亚临床甲减，血清TSH水平高于10 μU/mL的患者也应考虑行激素替代治疗[12]。

目前尚无头颈部肿瘤放疗后引起甲状旁腺功能损伤的相关文献报道。

参考文献

[1] Kim MY, Yu T, Wu HG. Dose-volumetric parameters for predicting hypothyroidism after radiotherapy for head and neck cancer. Jpn J Clin Oncol, 2014, 44(4): 331-337.

[2] Fujiwara M, Kamikonya N, Odawara S, et al. The threshold of hypothyroidism after radiation therapy for head and neck cancer: a retrospective analysis of 116 cases. J Radiat Res, 2015, 56(3): 577-582.

[3] Diaz R, Jaboin JJ, Morales-Paliza M, et al. Hypothyroidism as a consequence of intensity-modulated radiotherapy with concurrent taxane-based chemotherapy for locally advanced head-and-neck cancer. Int J Radiat Oncol Biol Phys, 2010, 77(2): 468-476.

[4] Bhandare N, Kennedy L, Malyapa RS, et al. Primary and central hypothyroidism after radiotherapy for head-and-neck tumors. Int J Radiat Oncol Biol Phys, 2007, 68(4): 1131-1139.

[5] Lin Z, Wang X, Xie W, et al. Evaluation of clinical hypothyroidism risk due to irradiation of thyroid and pituitary glands in radiotherapy of nasopharyngeal cancer patients. J Med Imaging Radiat Oncol, 2013, 57(6): 713-718.

[6] Wu YH, Wang HM, Chen HH, et al. Hypothyroidism after radiotherapy for nasopharyngeal cancer patients. Int J Radiat Oncol Biol Phys, 2010, 76(4): 1133-1139.

[7] Ulger S, Ulger Z, Yildiz F, et al. Incidence of hypothyroidism after radiotherapy for nasopharyngeal carcinoma. Med Oncol, 2007, 24(1): 91-94.

[8] Boomsma MJ, Bijl HP, Langendijk JA. Radiation-induced hypothyroidism in head and neck cancer patients: a systematic review. Radiother Oncol, 2011, 99(1): 1-5.

[9] Alterio D, Jereczek-Fossa BA, Franchi B, et al. Thyroid disorders in patients treated with radiotherapy for head-and-neck cancer: a retrospective analysis of seventy-three patients. Int J Radiat Oncol Biol Phys, 2007, 67(1): 144-150.

[10] Lo Galbo AM, de Bree R, Kuik DJ, et al. The prevalence of hypothyroidism after treatment for laryngeal and hypopharyngeal carcinomas: are autoantibodies of influence? Acta Otolaryngol, 2007, 127(3): 312-317.

[11] Mercado G, Adelstein DJ, Saxton JP, et al. Hypothyroidism: a frequent event after radiotherapy and after radiotherapy with chemotherapy for patients with head and neck carcinoma. Cancer, 2001, 92(11): 2892-2897.

[12] Garber JR, Cobin RH, Gharib H, et al. Clinical practice guidelines for hypothyroidism in adults: cosponsored by the American Association of Clinical Endocrinologists and the American Thyroid Association. Endocr Pract, 2012, 18(6):988-1028.

(李骥)

第二十三章　臂丛神经剂量限制的临床研究进展

放射性臂丛神经损伤(radiation-induced brachial plexus injury，RIBPI)多见于乳腺癌、肺尖癌，最近头颈部肿瘤(head and neck neoplasms，HNNs)放疗后的RIBPI也受到越来越多的关注。在HNNs的放射治疗中，针对颈部和锁骨上区淋巴结引流区给予高剂量照射，忽视了臂丛神经所能耐受的剂量限制，最终导致该病的发生。

RIBPI的潜伏期可以是几个月或几年，潜伏期越短，进展速度越快，病情也越严重。HNNs中RIBPI的发病率易被低估，且随着时间的延长而增加。在随访时间>3年和>5年的HNNs中，RIBPI的发病率分别可达17%和22%[1]。RIBPI可以发生在臂丛神经根到神经末端的任何部位，发病时症状轻重不一，首发症状一般表现为患肢的感觉功能障碍及手指的无力，临床的主要表现为患肢神经性疼痛、肢体麻木或针刺感、肌无力和/或萎缩，伴有严重的夜间痛，晚期会导致整个肢体的功能丧失，严重影响患者的生活质量[1-2]。

目前国内外尚无确切的RIBPI的诊断标准，一般结合患者的放射治疗史、一定的潜伏期、临床特征、神经损伤体征及MRI检查等，在排除肿瘤复发后即可作出初步诊断。由于RIBPI潜伏期较长，发病早期症状较轻，易被患者忽视，多数患者就诊时患肢功能已部分丧失。神经电生理测试可在出现临床症状之前发现异常，且对臂丛神经损伤定性及定位方面有诊断意义，并可为疾病进展情况提供一定的依据[1]。研究表明，对RIBPI患者进行电生理检查，可发现患侧臂丛主要分支的运动及感觉神经传导速度及波幅均较健侧明显减少，且可出现肌纤颤电位及正尖波，随着病程延长运动单位电位数目变少，波幅下降[3-4]。

RIBPI的发病与放疗技术、放疗总剂量、单次分割剂量等因素密切相关。高剂量及单次大剂量照射、剂量的不均匀分布、高危区的高剂量照射及同步化疗等均是导致RIBPI的危险因素[1-2,5-6]。神经组织的α/β值(0.87~3)较低，因此神经组织对单次剂量较敏感，随着单次剂量增加，RIBPI发生率升高[2]。Chen

等[1]对330例头颈部肿瘤IMRT患者进行研究，发现当臂丛受照剂量>70 Gy时RIBPI 发病率明显增加，因此认为可将70 Gy定为RIBPI的临界值；此外，臂丛所受最大剂量和颈部淋巴结清扫是RIBPI的独立预测指标，且臂丛高剂量射线是导致RIBPI的最重要原因，当最大剂量每增加1 Gy时，发生RIBPI的几率增加1.39倍。另一项对头颈部鳞癌的IMRT研究亦显示，同侧臂丛所受最大剂量与RIBPI显著相关，且V70(同侧臂丛>70 Gy的体积)和V74可以预测RIBPI(V70意义更大)，当V70>10%或V74>4%时，RIBPI发生率增加[2]。因此，作者推荐HNNs的IMRT中，需限制V70<10%及V74<4%[2]。在HNNs的放疗中，臂丛的神经根和神经干所受剂量较大，而在乳腺癌中臂丛的终末支所受剂量较大，且腋窝淋巴结清扫术能增加RIBPI的发病率。虽然HNNs的放疗剂量比乳腺癌的常规剂量高，但乳腺癌中的RIBPI发病率比HNNs高，且乳腺癌中臂丛的耐受剂量仅为45~54 Gy[6]，因此推测，臂丛的神经根、干、束和不同分支可能有不同的耐受剂量[2,6]。此外，酒精、基础病(糖尿病、高血压、高脂血症)及患者对射线敏感程度等均是影响患者RIBPI 差异的个体因素[1]。

随着IMRT在HNNs中的广泛应用，臂丛区域在IMRT中出现了三维适形放疗(3-dimensional conformal radiation therapy，3D-CRT)中没有的高剂量点[6-7]。肿瘤治疗学组(radiation treatment oncology group，RTOG)拟定HNNs使用IMRT时，将臂丛神经归入危及器官，耐受剂量为60~66 Gy，每次2 Gy[5,8]。然而，一些研究表明在HNNs的IMRT中很难将臂丛剂量控制在耐受范围内，尤其是在局部晚期病例中。Hall等[5]研究显示，在HNNs的IMRT中对臂丛进行勾画后，其最大平均剂量为69.9 Gy，其中所有患者臂丛受照剂量≥60 Gy，70%患者的臂丛受照剂量≥66 Gy，30%患者的臂丛受照剂量≥70 Gy。Truong等[6]回顾性分析了114例进行IMRT的HNNs患者，将臂丛作为危及器官进行勾画时，发现臂丛接受的剂量受疾病分期及臂丛与肿瘤病灶的距离影响，尤其在分期为T4的喉、下咽和口咽的病灶或N2~3期的患者中，很难将臂丛剂量控制在≤66 Gy。由于臂丛邻近颈部Ⅱ~Ⅳ区，故当颈部有淋巴结转移时，很难避免PTV区域和臂丛重迭，导致臂丛接受高剂量的射线。因此，RTOG推荐的剂量约束仅是一个保守的估计。局部晚期或有颈部淋巴结转移会导致更广泛的放疗范围和更高的放疗剂量，这种情况下大部分患者的臂丛神经不能满足剂量限制的要求，但与不制定臂丛神经剂量限制的计划相比，仍可大大降低臂丛最大剂量和在不同剂量水平的放疗体积。

RIBPI是一种不可逆疾病，目前尚无有效的治疗方法。RIBPI的治疗应遵循早诊早治的原则，主要是预防RIBPI发生。手术松解只适用于早期，对已经出现明显肌肉萎缩甚至上肢功能障碍的患者则不宜手术治疗，因为手术可再次形成瘢痕引起神经损伤。对RIBPI患者行臂丛神经松解术的同时进行肌肉、肌皮瓣及大网膜等健康组织的移植，可以缓解症状，然而对感觉和运动功能的恢复却没有任何疗效[9]。药物治疗如大剂量皮质激素、抗凝药(肝素钠、华法林)和高压氧治疗只能暂时缓解RIBPI的症状，在减慢或逆转RIBPI方面疗效不明显[9-10]。对于晚期患者来说，任何治疗方法均无明显效果。因此，临床工作中需要严格掌握放疗指征，设计科学合理的放疗方案，在保证不影响疗效的情况下，尽量减少臂丛神经受照射的剂量及范围。

参考文献

[1] Chen AM, Hall WH, Li J, et al. Brachial plexus-associated neuropathy after high-dose radiation therapy for head-and-neck cancer. Int J Radiat Oncol Biol Phys, 2012, 84(1):165-169.

[2] Chen AM, Wang PC, Daly ME, et al. Dose--volume modeling of brachial plexus-associated neuropathy after radiation therapy for head-and-neck cancer: findings from a prospective screening protocol. Int J Radiat Oncol Biol Phys, 2014, 88(4): 771-777.

[3] 张辉，许则民，尹维田，等. 乳腺癌根治术后放化疗致臂丛神经损伤7例的电生理学分析. 中国老年学杂志，2009，29(21)：2821-2823.

[4] 马跃文，孙瑞. 乳腺癌术后放射性臂丛神经损伤临床分析. 中国全科医学，2012，15(05)：572-574.

[5] Hall WH, Guiou M, Lee NY, et al. Development and validation of a standardized method for contouring the brachial plexus: preliminary dosimetric analysis among patients treated with IMRT for head-and-neck cancer. Int J Radiat Oncol Biol Phys, 2008, 72(5): 1362-1367.

[6] Truong MT, Romesser PB, Qureshi MM, et al. Radiation dose to the brachial plexus in head-and-neck intensity-modulated radiation therapy and its relationship to tumor and nodal stage. Int J Radiat Oncol Biol Phys, 2012, 84(1): 158-164.

[7] Min M, Roos D, Keating E, et al. External evaluation of the Radiation Therapy Oncology Group brachial plexus contouring protocol: several issues identified. J Med Imaging Radiat Oncol, 2014, 58(3): 360-368.

[8] Mutter RW, Lok BH, Dutta PR, et al. Constraining the brachial plexus does not compromise regional control in oropharyngeal carcinoma. Radiat Oncol, 2013, 8: 173.

[9] 路来金，宫旭，张晓杰，等. 放射性臂丛神经损伤的诊断和治疗. 中华显微外科杂志，2006，29(06)：454-455.

[10] Happold C, Ernemann U, Roth P, et al. Anticoagulation for radiation-induced neurotoxicity revisited. J Neurooncol, 2008, 90(3): 357-362.

(王杰，王胜资)

第二十四章　颈部肌群剂量限制的临床研究进展

患者在放疗后，随着随访时间的延长，许多患者会抱怨颈部不适，活动僵硬，脖子变细，门齿间距日渐缩小，甚至出现张口困难，严重时甚至进食困难，这些症状均与颈部肌群的放射损伤有关。

面颈部肌肉纤维化是常见的放射损伤。研究发现，电离辐射造成的放射性损伤与细胞分类密切有关，骨骼肌细胞分化程度高，增殖分裂活动不活跃，对辐射具有较强的抗性，在治疗剂量照射下很少或者不出现骨骼肌细胞的死亡，而放射性毛细血管的损伤和细胞间质的改变，要先于骨骼肌细胞的损伤而出现。早期损伤效应主要表现为炎性反应，如血管舒张、渗出、细胞浸润、血管周围水肿、内皮细胞肿胀等。血管周围早期的水肿，使间质胶性液体增加，进而纤维样变。晚期损害则主要表现为内皮细胞增殖、肿胀、退变、坏死，浸润于血管壁的血浆蛋白发生玻璃样变，基底膜增厚，管腔狭窄，甚至完全闭塞。微血管壁结构改变伴随微循环功能的明显障碍，血流阻力增加、血液瘀滞，血—组织屏障增厚，妨碍物质交换，造成组织低灌注状态，组织发生缺血损伤，实质细胞退变、坏死。微血管结构破坏造成早期出血，出血灶对实质细胞造成挤压，血细胞破坏释放的活性物质(自由基离子等)和溶酶体中的蛋白水解酶等损害实质细胞，影响细胞的功能。其次、电离辐射还会导致照射后许多器官中的氨基己糖(结缔组织基质成分)和羟脯氨基酸(组成结缔组织原纤维的胶原成分)有所增加，以上两种成分广泛存在于细胞间质中，这两种成分的增加，可导致器官的纤维化。另外，放射性神经损伤也是应考虑的因素，除放射直接损伤神经组织外，放射还可损伤神经周围的营养血管，使其发生闭塞、硬化等血管炎改变，从而加重神经损伤。神经损伤后，骨骼肌失去神经支配及其营养作用，蛋白质分解代谢增加，肌纤维截面积、肌蛋白含量和肌湿重均下降，继而发生骨骼肌的坏死、纤维化，最后丧失功能[1]。

目前对于该病的诊断尚无统一标准。诊断依据主要有放射治疗史，经过时间长短不一的间歇期后出现肌肉的萎缩、疼痛、水肿，中度至重度的肌力下降。需要排除能够引起以上症状的其他疾病，如肌肉的拉伤、神经损伤造成的肌肉萎缩以及由于骨骼肌废用造成的肌萎缩和肌力降低。1995年，美国RTOG和欧洲EORTC组织制订了各种正常组织和器官晚期放射性损伤(late effective normal tissues，LENT)的分级表，该表对各类组织的损伤从主观症状、客观体征、临床处置和检查分析4个方面进行分级描述，简称为SOMA分级表。1级多无明显症状，无临床意义。2级以上(包括2级)根据症状和体征可详细划分为如下几级。2级：间歇、可耐受的疼痛，影响工作，轻微水肿，有轻微的活动及肢体功能障碍，20%以下肌肉纤维化，10%~20%的肌肉萎缩，照射野10%以下肌肉挛缩；3级：持续、强烈的疼痛，影响日常生活，继发性肌肉功能障碍，20%~30%肌肉纤维化，20%~50%肌肉挛缩，照射野10%~30%肌肉挛缩；4级：顽固性无法忍受的疼痛，肌肉功能完全丧失，50%以上肌肉纤维化，50%以上肌肉萎缩，照射野30%以上肌肉挛缩。

肌肉位置不一，功能多样，损伤表现各异。颈部变细、僵硬，主要是由胸锁乳突肌及斜方肌的损伤所致；张口困难，主要是由翼内外肌、咬肌及颞颌关节的损伤所致；而吞咽困难则主要由咽缩肌损伤所致[2]。当肿瘤已经接近或侵犯到相应肌肉，进行放射剂量的控制并不可取，但在没有上述因素的情况下，应考虑适当限制颈部肌肉的照射剂量。关于颈部肌肉的剂量限制的研究较少，一般来说，造成儿童肌肉萎缩的TD5/5剂量为20~30 Gy，TD50/5剂量为40~50 Gy；而成人肌肉纤维化的TD5/5剂量为60 Gy，TD50/5剂量为80 Gy。

由于头颈部肌肉放射损伤多为远期并发症，在疾病治疗期并不是患者及医生关注的焦点，随着疗效稳定和时间延长，症状日益加重，逐渐成为患者不适主诉的主要内容之一。在放疗技术飞速发展的今天，我们需更多地关注如何有效预防面颈部肌肉损伤及相应功能的损害。临床上有研究表明，鼻咽癌常规放疗与调强放疗远期并发症及疗效临床研究，调强放疗后颈部纤维化的发生率明显低于常规放疗组(15.6% *vs.* 41.2%)[3]。相信随着放疗技术的进一步提高，颈部肌肉放射损伤会进一步减少。

参考文献

[1] 刘军，高国庆. 放射性骨骼肌损伤. 临床医药实践杂志，2006，15(1)：3-5.

[2] 何少忠，孙新臣，肖震宇，等. 初治鼻咽癌调强放疗与常规放疗毒副反应同期对比分析. 实用肿瘤杂志，2011，26(5)：517-519.

[3] 孙久波，郝俊芳，杨新华，等. 鼻咽癌常规放疗与调强放疗的临床研究. 中华肿瘤防治杂志，2012，19(19)：1495-1498.

（丁浩）

第二十五章　后组颅神经放射损伤防护的临床研究进展

神经系统放射损伤不像口干、龋齿那么普遍，却是严重的放射损伤，对生存质量影响更大。后组颅神经损伤导致语言、发声、吞咽等重要生理功能严重障碍，还会因咽下性肺炎、营养不良导致死亡。

颅神经放射性损伤是放射治疗后严重放射损伤之一。由于其损伤具有较长的潜伏期，随着生存时间的延长，颅神经放射性损伤的发生率逐年增加，因此足够长的随访时间对分析颅神经放射性损伤来说是非常必要的。假如随访期不够长，则可能会低估颅神经放射性损伤的发生率。

颅神经放射性损伤的诊断标准：有颅底放射治疗史；临床检查有颅神经损伤的症状和体征(放射治疗前如有颅神经侵犯，则需恢复后再出现颅神经损伤)；临床体检及影像学检查无肿瘤复发；随访至少1年无肿瘤情况。颅神经放射性损伤新的诊断依据：有颅底和/或颈部放射治疗病史；有较长的潜伏期(≥3个月)；临床检查有后组颅神经损伤的症状和体征。CT及MRI检查未见肿瘤复发征象：不伴持续性头痛；临床表现稳定或进展缓慢[1-2]。

研究发现鼻咽癌患者初诊时伴有的颅神经侵犯以前组颅神经侵犯多见，但后组颅神经放射性损伤的发生率高于前组颅神经损伤。据报道，鼻咽癌放射治疗后仅10%左右的舌下神经麻痹是由肿瘤放射治疗后复发所致，而大多数是由于放射损伤所致。因此鼻咽癌放射治疗后出现颅神经麻痹，尤其是后组颅神经麻痹，在临床和影像学等检查难以肯定为肿瘤复发时，建议首先考虑颅神经放射损伤，并进行密切随访观察[1-2]。

研究发现，颈部转移淋巴结分期是后组颅神经放射性损伤的影响因素，与颈部肿瘤及周围组织高剂量放射后纤维化压迫颈动脉鞘区后组颅神经有关。也有研究发现常规放射治疗技术中放射野设置是后组颅神经放射性损伤的重要影响因素。耳前野为主野较面颈野为主野放射后组颅神经损伤发生的危险性大。耳前野的后下角与颈前野上缘交界处存在重叠，放射分割剂量越高，总剂量越大，越容易引起严重的放射性纤维变及血管改变，从而导致后组颅神经放射性损伤增加。而减少后组颅神经损伤最有效的办法就是减少颈动脉鞘区的分割剂量和总剂量，即避免剂量重叠的产生。在常规技术放射治疗中，面颈野中不存在连接野的重叠，但是缩野后耳前野仍不能避免与颈前野的重叠。假如缩野后耳前野长度<8 cm，可使重叠减少，进而使高剂量放射的体积减少，后组颅神经损伤的危险性将大大降低。后组颅神经损伤与高剂量放射及高剂量放射的体积导致颈动脉鞘区的严重纤维化有关。张有望等研究发现，放射性后组颅神经损伤除了与鼻咽部的放疗总剂量和放射野有关外，上颈部纤维化亦是重要的独立的影响因素，颅神经周围的纤维化可能是放射性颅神经损伤的发生机制之一。鼻咽癌放疗后颅神经损伤中以舌下神经损伤的发生率最高，舌下神经从延髓发出经舌下神经管出颅，出颅后它先位于颈内动静脉的深处下行至舌骨水平上方，由颈内动静脉之间浅出呈弓形向前，内经舌骨舌肌表面前行向下至舌神经和下颌腺导管的下方，穿颏舌肌入舌支配舌肌。调强放疗技术的广泛应用是否会降低舌下神经损伤的概率，有待长期随访结果的验证。在调强放疗技术的应用中，对脑干剂量的有效限制也可能间接降低后组颅神经区域的剂量。面颈部蜂窝织炎可加重颈部纤维化，及时治疗照射野内及邻近组织的炎症可能对减少舌下神经损伤有积极的作用。而放疗后颈部手术也会加重局部纤维化[1-3]。

放射性颅神经损伤的机制尚未明确。一般认为外周神经对放射抗拒。多数学者认为放射引起外周神经损伤的原因包括两个方面：一是射线对神经髓鞘、雪旺细胞、神经微血管等的直接作用；二是射线引起组织纤维化对神经的挤压和牵拉。周围血管损伤所致的神经缺血缺氧以及慢性放射性炎症都可引起神经发生继发性损伤。一般认为第一、二度神经损伤功能可自行恢复；第三、四度神经损伤是由于神经内膜或束间发生不同程度纤维化，导致神经功能恢复不完全。由于病理取材困难，影像学检查有一定的局限性，目前临床上难以判断其损伤的程度[4-5]。

正常组织的放射性损伤除了受临床学上的因素影响外，不同个体之间的放射敏感性更为重要，近年来基础方面的研究成果显示某些基因决定正常组织的放射敏感性，但基因技术用于预测正常组织的放射敏感性还有待于进一步研究。

参考文献

[1] 孔琳，张有望，吴永如，等.鼻咽癌放疗后长期生存者晚期副反应研究.中华放射肿瘤学杂志，2006，15(3)：153-156.

[2] 李 涛，郎锦义，王捷，等.常规摆位面颈联合大野治疗鼻咽癌颅神经放射损伤的临

床分析. 实用医院临床杂志，2004，1(2)：39-41.
[3] 张瑜，杨凌，郑苗，等. 鼻咽癌患者放疗致后组颅神经损伤综合治疗的临床研究. 中华神经医学杂志，2008，12：1284-1286.
[4] Mayo C，Martel MK，Marks LB，et al. Radiation dose-volume effects of optic nerves and chiasm. Int J Radiat Oncol Biol Phys，2010，76(3 Suppl)：S28-S35.
[5] Kinsella TJ，DeLuca AM，Barnes M，et al. Threshold dose for peripheral neuropathy following intraoperative radiotherapy (IORT) in a large animal model. Int J Radiat Oncol Biol Phys，1991，20(4)：697-701.

(袁伟)

第二十六章　颈部血管剂量限制的临床研究进展

颈部放疗现已成为预防及治疗头颈部恶性肿瘤(Head and neck cancer，HNC)颈部淋巴结转移的常规治疗手段。在延长患者生存期的同时，颈动脉损伤继而狭窄作为颈部放疗常见的晚期并发症也受到越来越多的关注。Gujral等[1]一项纳入34项研究的荟萃分析显示：HNC放疗后5年动脉粥样硬化发生率为21.7%~53%，较对照组相比放疗后颈动脉狭窄增加了16%~55%，颈动脉内膜中层厚度(Carotid intimal-medial thickness，CIMT)增加了18%~40%，HNC放疗后脑卒中相对风险比为5.6，而乳腺癌则为1.12。

放疗损伤形成的动脉粥样硬化(atherosclerosis，ATH)与自发性ATH在病理上相类似，但又有其病理及临床特点：如病灶中含有更多的细胞外脂质和钙化，纤维组织较少，中膜层和外膜层病变更严重。放疗诱导的斑块病灶局限于照射区域范围，大动脉和小动脉均受损，侧支循环通常较差，病灶累及节段更长，斑块发展速度更快，患者年龄相对较轻等[2]。目前研究认为其病理生理学机制大致有以下3方面：①血管滋养管受损闭塞，导致血管壁缺血坏死，进而发生纤维化；②外膜的纤维化导致管腔狭窄或闭塞；③放疗加快了动脉粥样硬化的进程。

放疗后颈动脉损伤的发生和发展与多种因素相关，如年龄、血管基础状态、是否接受过手术、放射剂量及方式、放疗后时程、传统致ATH因素(如吸烟、肥胖、高血糖、高血脂和心脑血管疾病等)[3]。基线低密度脂蛋白水平可作为放疗后CIMT的预测因素[4]。Yuan等[5]通过超声测量包括CIMT、颈动脉硬度及颈动脉斑块负荷等ATH参数对129例鼻咽癌患者放疗后颈动脉粥样硬化进行了预测，结果表明年龄、放疗后时程及心血管危险因素的数量为其显著预测因素，年龄44.5岁、放疗后时程8.5年为检测颈动脉斑块的临界值。放疗后13.5年及具有1.5个以上心血管危险因素是筛选颈动脉狭窄≥50%的临界值。Huang等[6]认为鼻咽癌患者斑块形成的危险因素包括年龄、放疗后时程及糖化血红蛋白水平；放疗后的CIMT与年龄、放疗后时程、超敏CRP、糖化血红蛋白及血小板计数显著相关；年龄52.5岁及放疗后时程42.5个月为预测颈动脉斑块的临界值；调整年龄、性别、血小板计数等因素后CIMT随着放疗后时程的延长而增加。

不同照射方式、照射剂量及放疗技术影响颈动脉受照剂量，例如淋巴瘤患者放疗后颈动脉损伤的发生率很低，而鼻咽癌则较高。早期研究发现，当放疗剂量从30~55 Gy逐步递增时，血管损伤的发生率也随之上升。Gianicolo等[7]发现，平均放疗后2.9年CIMT与颈动脉放射剂量成正相关。引起动脉损伤的放疗剂量及剂量阈值尚无定论，主要因为现有研究在放疗方式、放疗剂量、分割次数等方面存在较大异质性。Dorth等[8]研究显示对于头颈部肿瘤患者放疗后平均剂量每增加10 Gy，颈动脉狭窄风险比增加1.4倍。Martin等[9]研究了40名接受过放疗的HNC患者的CIMT水平，配对比较了患者接受放疗侧与未经放疗侧的颈动脉的情况，结果表明颈动脉照射剂量>35 Gy时CIMT显著增加。Garcez等[10]采用两前斜野技术治疗T1期声门癌，颈动脉平均受照剂量为21 Gy，较水平两野对穿照射时颈动脉平均受照剂量的37 Gy显著下降(处方剂量50 Gy/16 Fx)。Maraldo等[11]比较了3D-CRT、容积旋转调强放疗(Volumetric Modulated Arc Therapy，VMAT)、质子放疗与传统的斗篷野治疗霍奇金淋巴瘤的计划，结果显示前三者颈总、颈内及颈外动脉的受照剂量显著降低，存活的患者脑卒中发生风险也相应下降。Chera等[12]比较了IMRT、3D-CRT和双侧对穿照射这3种放疗技术治疗早期声带癌的颈动脉照射剂量，结果显示以双侧声带为照射靶区(处方剂量63 Gy/28 Fx)的颈动脉受照剂量分别为10、25和38 Gy(P<0.05)，以单侧声带为照射靶区的颈动脉受照剂量分别为4、19和39 Gy(P<0.05)。作者认为IMRT能够明显降低颈动脉受照剂量，但是轮廓误差和器官运动所致的肿瘤复发风险及剂量不均匀导致并发症的风险与颈动脉剂量减少的潜在优势相比仍不明确。

由于放疗后颈动脉狭窄易引发卒中，因此与其联系密切的一些临床症状和体征应引起我们的注意，如一过性黑朦、颈动脉杂音和短暂性脑缺血发作和认知功能障碍等。Tang等[13]报道鼻咽癌放疗后颈总动脉闭塞和椎动脉狭窄继发眼缺血综合征。影像学诊断方法包括数字DSA、CDUS、CTA及MRA。DSA是颈动脉狭窄的定性与定量诊断的金标准[14]，目前应用最广泛的是颈部CDUS，这是一种快速、无创、简单、经济的检查技术，可测量病变颈动脉的狭窄程度、长度、局部血流动力学改变、斑块形态等情况。

放疗后引起的颈动脉狭窄的治疗方法主要有药物治疗、手术及支架治疗。研究表明，无明显脑血管症状但其颈动脉狭窄>60%的患者，进行干预治疗后发生卒中的风险可降低55%。他汀类、抗氧化药、血管紧张素转化酶抑制药[15]对放疗后动脉粥样硬化的发生发展有一定的抑制作用。放疗后颈动脉狭窄常用的介入及外科治疗手段主要包括经皮血管成形术、支架置入术、颈动脉内膜切除术以及旁路分流术。其中颈动脉支架成形术得到了美国卒中协会指南的认可，与传统手术相比其对治疗放疗所致颈动脉狭窄临床疗效好、并发症少、术后随访脑血管事件发生率低[16-17]。

颈动脉狭窄是HNC患者放疗后的一种常见晚期并发症，是发生脑血管事件的重要危险因素。我们提倡HNC放射治疗的合理应用：严格掌握放疗指征、放疗剂量、时间剂量分割方式，并选择新的合适的放疗技术等，以尽可能减少颈动脉放射的范围和剂量。同时，我们应尽早发现、预防及治疗放疗后引起的颈动脉狭窄，以提高存活患者的生活质量。

参考文献

[1] Gujral DM, Chahal N, Senior R, et al. Radiation-induced carotid artery atherosclerosis. Radiother Oncol, 2014, 110(1): 31-38.

[2] Gujral DM, Shah BN, Chahal NS, et al. Clinical features of radiation-induced carotid atherosclerosis. Clin Oncol (R Coll Radiol), 2014, 26(2): 94-102.

[3] Park JH, Razuk A, Saad PF, et al. Carotid stenosis: what is the high-risk population? Clinics (Sao Paulo), 2012, 67(8): 865-870.

[4] Pereira EB, Gemignani T, Sposito AC, et al. Low-density lipoprotein cholesterol and radiotherapy-induced carotid atherosclerosis in subjects with head and neck cancer. Radiat Oncol, 2014, 9: 134.

[5] Yuan C, Wu VW, Yip SP, et al. Predictors of the extent of carotid atherosclerosis in patients treated with radiotherapy for nasopharyngeal carcinoma. PLoS One, 2014, 9(12): e116284.

[6] Huang TL, Hsu HC, Chen HC, et al. Long-term effects on carotid intima-media thickness after radiotherapy in patients with nasopharyngeal carcinoma. Radiat Oncol, 2013, 8: 261.

[7] Gianicolo ME, Gianicolo EA, Tramacere F, et al. Effects of external irradiation of the neck region on intima media thickness of the common carotid artery. Cardiovasc Ultrasound, 2010, 8: 8.

[8] Dorth JA, Patel PR, Broadwater G, et al. Incidence and risk factors of significant carotid artery stenosis in asymptomatic survivors of head and neck cancer after radiotherapy. Head Neck, 2014, 36(2): 215-219.

[9] Martin JD, Buckley AR, Graeb D, et al. Carotid artery stenosis in asymptomatic patients who have received unilateral head-and-neck irradiation. Int J Radiat Oncol Biol Phys, 2005, 63(4): 1197-1205.

[10] Garcez K, Lim CC, Whitehurst P, et al. Carotid dosimetry for T1 glottic cancer radiotherapy. Br J Radiol, 2014, 87(1038): 20130754.

[11] Maraldo MV, Brodin P, Aznar MC, et al. Doses to carotid arteries after modern radiation therapy for Hodgkin lymphoma: is stroke still a late effect of treatment? Int J Radiat Oncol Biol Phys, 2013, 87(2): 297-303.

[12] Chera BS, Amdur RJ, Morris CG, et al. Carotid-sparing intensity-modulated radiotherapy

for early-stage squamous cell carcinoma of the true vocal cord. Int J Radiat Oncol Biol Phys, 2010, 77(5): 1380-1385.

[13] Tang Y, Luo D, Peng W, et al. Ocular ischemic syndrome secondary to carotid artery occlusion as a late complication of radiotherapy of nasopharyngeal carcinoma. J Neuroophthalmol, 2010, 30(4): 315-320.

[14] Alvarez-Linera J, Benito-León J, Escribano J, et al. Prospective evaluation of carotid artery stenosis: elliptic centric contrast-enhanced MR angiography and spiral CT angiography compared with digital subtraction angiography. AJNR Am J Neuroradiol, 2003, 24(5): 1012-1019.

[15] Paraskevas KI, Mikhailidis DP, Veith FJ. Best medical treatment for a symptomatic carotid artery stenosis. Lancet, 2011, 377(9760):123; author reply 123-124.

[16] Dorresteijn LD, Vogels OJ, de Leeuw FE, et al. Outcome of carotid artery stenting for radiation-induced stenosis. Int J Radiat Oncol Biol Phys, 2010, 77(5): 1386-1390.

[17] Tallarita T, Oderich GS, Lanzino G, et al. Outcomes of carotid artery stenting versus historical surgical controls for radiation-induced carotid stenosis. J Vasc Surg, 2011, 53(3): 629-636; e1-5.

(田姝)

第二十七章　下颌骨和颞颌关节剂量限制的临床研究进展

头颈肿瘤在放疗过程中，尤其是当鼻咽、口咽、口腔肿瘤因其解剖位置邻近颞下颌关节和下颌骨时，下颌骨和下颌关节会不同程度和范围地受到照射野的包绕，当受照剂量或者体积到达一定程度后，临床上不可避免地会出现相应的异常症状或者功能障碍，表现最为突出的主要有放射性下颌骨骨髓炎、下颌骨坏死。另外，颞下颌关节运动障碍最多见的是张口受限。

放射性下颌骨坏死(osteoradionecrosis of mandible，ORN)真正的发病机制目前尚未明确，在临床上被认为是由放射损伤以及细菌感染共同作用所致的下颌骨骨髓炎引起的下颌骨坏死，患者除了有放射治疗史以外，其临床表现症状与慢性化脓性下颌骨骨髓炎不尽相同，初期常表现为坏死骨表面黏膜无诱因红肿，大部分病例伴有软、硬组织溃烂，颌骨创面外露，经久不愈，可有疼痛，伴有脓性分泌物溢出，形成皮肤或黏膜瘘管，口腔臭味强烈，可有张口受限或组织缺损畸形。影像学表现为：颌骨呈斑片状不规则破坏阴影，溶骨性破坏与骨膜增厚，边界弥散欠光滑，部分可有小死骨样改变，甚至病理性骨折。Regaud等早在1922年就提出了ORN这一概念。随后Marx提出诱发ORN的三低学说：即乏氧、乏细胞以及乏血管结构，并将放射线对颌骨细胞单元造成的损伤放在ORN病因的首位。目前，多数学者认为：放射、创伤与感染是引起颌骨骨坏死的基本因素。在此基础上，有许多诱因与发病有关。治疗方面：放射总剂量、放疗生物效应、放射投照的形式、放射野范围以及受辐射损伤的颌骨容积率大小等；患者方面：重度牙周炎、口腔卫生环境差、烟酒嗜好、颌骨本身健康状态差、颌骨手术史、放疗后拔牙等；肿瘤影响方面：肿瘤的临床分期与病理分级、肿瘤与颌骨解剖关系与位置等。从放疗方式来说，无论是外照射、近距离治疗(包括插植治疗和腔内治疗)，还是外照射和近距离治疗的结合都可能引起ORN，术中放疗也可能会引起ORN。据文献报道下颌骨ORN的发生率为0.9%~35.0%，平均为3.5%。

目前认为下颌骨在接受放疗后，血管内皮细胞受损，表现出局部炎性反应，分泌多种细胞因子调节成纤维细胞激活分化，表现出肌纤维母细胞特性，此细胞异常增殖并分泌代谢分解缓慢的细胞外基质。与此同时，放射线损伤成骨细胞致使其活性降低，骨基质溶解吸收增强，正常骨质逐渐被肌纤维母细胞分泌的细胞外基质取代，此病变过程需要经过一段时间才能表现出颌骨放射性骨坏死症状。软骨细胞在高剂量的照射刺激下发生破坏，逐渐被坚硬而无再生能力的板状结构替代。

放射性下颌骨坏死是头颈部恶性肿瘤放射治疗后常见的并发症之一，Reuther等通过对800例患者进行30年跟踪随访发现，ORN的发生率约为8.2%[1]。并非每位接受放疗的患者均会发生ORN，这可能与不同个体及不同组织对放射线的敏感性差异有关，据统计下颌骨ORN的发生率在2.6%~22%之间，且70%~94%的患者发生在结束放疗后3年之内[2]。目前鲜见放射剂量与ORN严重程度相关性的研究报道。临床推荐的下颌骨的最低限制剂量是应该控制在70 Gy以下[3]。Tsai等通过对402例实施调强或者3D-CRT放射治疗的口咽癌患者下颌骨剂量学进行研究发现，有7.5%(30/402)的患者罹患ORN，发生ORN的中位时间为8个月，在发生ORN组下颌骨的平均照射剂量为41.5 Gy，未发生ORN组下颌骨的平均照射剂量为37.5 Gy，其中5例发生4级ORN的患者的下颌骨剂量为57~73 Gy。相比颌骨受照剂量，可能受照范围意义更大。下颌骨V50和V60在是否发生ORN的两组之间有明显差异，尤其是V50(40.5% *vs.* 30.8%，P=0.004)，推荐在放疗过程中尽量降低V50[4]。Hansen等分析调强放射治疗时因为下颌骨的最大剂量区域占下颌骨总体积的比例较小，所以局部承受的最大点剂量对预估是否会有ORN发生的参考价值不如V55[5]。原发于舌、口底、扁桃体及牙槽突的肿瘤放射治疗诱发ORN的概率相对较高，且局部晚期病变患者发生ORN的概率是早期患者的4.7倍[6]。目前，对鼻咽癌等头颈部肿瘤采取了精确放疗，适形放疗，以及小放射野或者不规则放射野多角度照射等方式，以期最大限度地保护口腔颌面部正常组织。

张口困难是头颈肿瘤放疗后的颞下颌关节受损的另一临床表现，张口受限影响进食和咀嚼、吞咽和味觉、呼吸及言语功能，甚至会引起更严重的问题比如严重疼痛、体征下降和口腔不良卫生。目前比较统一的观点认为张口幅度在上下切牙之间距离在35 mm以下，会影响整体生活质量。头颈肿瘤放疗后有5%~58.5%的病例会出现不同程度的张口受限，随着调强放射技术的应用，张口受限的发生率下降到了3.1%~17%[7]。射线诱发张口困难的主要原因是颞下颌关节、翼状肌和咀嚼肌在放疗过程中暴露在高剂量射线野，射线可能通过活化和异常调节成纤维细胞的活性，促进细胞外基质胶原和蛋白多糖的合成，诱导咀嚼肌的纤维化。放疗引起的张口困难可在放疗结束后3个月左右发生，也有在治疗结束后12~48个月才发生的。Louise等[8]提出咀嚼肌和翼状肌受累剂量在55 Gy以上，发生张口困难的比例可高达45%，而且受累剂量每增加10 Gy张口受限的发生概率就会增加24%。211例结束调强放疗的鼻咽癌患者，6个月、1年、2年、3年、4年张口困难的发生率分别为5.4%、7.5%、8%、7.8%、7.9%和9.7%，颞下颌关节的中位受照射剂量为29.88 Gy，90%的患者颞下颌关节的累计剂量在40 Gy以下[9]。Hsieh等推荐在实际临床工作中将翼状肌的剂量限制在42 Gy之内[10]。Van der molen等[11]发现咀嚼肌和翼状肌的平均剂量、最低剂量、V20 Gy、V40 Gy、 V60 Gy是张口受限的预后因素。

头颈部肿瘤的解剖位置多邻近颞下颌关节和下颌骨，在放疗过程中对于这些组织及附属结构的保护显得尤其重要，在不影响肿瘤靶区剂量的条件下，需要对于正常组织给予精准的勾画和最大限度的保护。

参考文献

[1] Reuther T, Schuster T, Mende U, et al. Osteoradionecrosis of the jaws as a side effect of radiotherapy of head and neck tumour patients--a report of a thirty year retrospective review. Int J Oral Maxillofac Surg, 2003, 32(3): 289-295.

[2] D'Souza J, Lowe D, Rogers SN. Changing trends and the role of medical management on the outcome of patients treated for osteoradionecrosis of the mandible: experience from a regional head and neck unit. Br J Oral Maxillofac Surg, 2014, 52(4): 356-362.

[3] Wang X1, Hu C, Eisbruch A. Organ-sparing radiation therapy for head and neck cancer. Nat Rev Clin Oncol, 2011, 8(11): 639-648.

[4] Tsai CJ, Hofstede TM, Sturgis EM, et al. Osteoradionecrosis and radiation dose to the mandible in patients with oropharyngeal cancer. Int J Radiat Oncol Biol Phys, 2013, 85(2): 415-420.

[5] Hansen HJ, Maritim B, Bohle GC 3rd, et al. Dosimetric distribution to the tooth-bearing regions of the mandible following intensity-modulated radiation therapy for base of tongue cancer. Oral Surg Oral Med Oral Pathol Oral Radiol, 2012, 114(2): e50-e54.

[6] Lambade PN, Lambade D, Goel M. Osteoradionecrosis of the mandible: a review. Oral Maxillofac Surg, 2013, 17(4): 243-249.

[7] Lyons AJ, Crichton S, Pezier T. Trismus following radiotherapy to the head and neck is likely to have distinct genotype dependent cause. Oral Oncol, 2013, 49(9): 932-936.

[8] Louise Kent M, Brennan MT, Noll JL, et al. Radiation-induced trismus in head and neck cancer patients. Support Care Cancer, 2008, 16(3): 305-309.

[9] Chen YY, Zhao C, Wang J, et al. Intensity-modulated radiation therapy reduces radiation-

induced trismus in patients with nasopharyngeal carcinoma: a prospective study with >5 years of follow-up. Cancer, 2011, 117(13): 2910-2916.

[10] Hsieh LC, Chen JW, Wang LY, et al. Predicting the severity and prognosis of trismus after intensity-modulated radiation therapy for oral cancer patients by magnetic resonance imaging. PLoS One, 2014, 9(3): e92561.

[11] van der Molen L, Heemsbergen WD, de Jong R, et al. Dysphagia and trismus after concomitant chemo-Intensity-Modulated Radiation Therapy (chemo-IMRT) in advanced head and neck cancer; dose-effect relationships for swallowing and mastication structures. Radiother Oncol, 2013, 106(3): 364-369.

(宋新貌)

第二十八章　脑干剂量限制的临床研究进展

根据放射性脑损伤发生的时间可将脑干放射损伤分为：急性反应、早迟发型反应及晚迟发型反应。急性反应是指在放射治疗期间、或在治疗结束时出现的短暂且大多可逆的症状。当脑干受到较低剂量(15~25 Gy)照射时[1]，可引起恶心、呕吐等不适，且应用同步化疗的患者，该不良反应持续时间较久、作用较强烈。早迟发型反应是在放射治疗后1~6个月发生，可能涉及以嗜睡为典型表现的短暂性脱髓鞘。晚迟发型反应通常被认为是渐进、不可逆的，大多数出现在放射治疗后1~2年。

评估脑干放射损伤的标准根据症状可分为如下5级：轻度或无症状为一级；有症状，但不影响日常生活为二级；严重影响日常生活为三级；不治疗会危及生命或致死为四级；死亡为五级。严重的放射性脑干损伤通常发生于放疗后数月至数年。

疗后脑干损伤可表现为肢体麻木、偏瘫、感觉异常、头晕、嗜睡、面瘫、复视、呛咳、吞咽困难等。影像学表现为MRI可显示为T1W1等信号或低信号，T2W1高信号，增强后可有强化[2]。

Debus[3]随访了367例接受放疗的颅内肿瘤患者发现，19例患者出现了迟发性的脑干放射损伤，其中3例死亡。单因素分析发现Dmax>64 Gy、V50>5.9 mL、V55>2.7 mL、V60>0.9 mL、糖尿病、高血压、2次以上的头颅手术史均为相关因素，多因素分析发现V60>0.9 mL、糖尿病、2次以上的头颅手术史为相关因素。Debus认为，分析接受高剂量的脑干体积比单纯分析脑干最高剂量对评估脑干的放疗损伤来说更重要。1991年基于当时的研究，Emami等[4]得出了疗后5年脑干不良反应发生率为5%的结论，这一结论来自于50 Gy、53 Gy、60 Gy在全脑干、2/3脑干、1/3脑干的照射，TD50为65 Gy。现在观点认为这些结论有些过于保守，例如，Emami等认为全脑干照射剂量达到54 Gy时就会有12%的几率引发严重的并发症，但这个预估的比值要高于后续一些临床报道。目前有研究认为[5]，全部脑干采用传统分割方式剂量低于54 Gy时，其引起严重或者永久的神经损伤的风险都是有限的。较小的脑干体积(1~10 cc)在分割量≤2 Gy时，最高耐受量可达到59 Gy。当脑干受照剂量大于64 Gy时，损伤风险会大幅度升高。照射靶区更大、距离脑干更近、缺乏基于MRI的放疗计划、高血糖、高血压均可增加脑干放疗损伤的风险。在单次立体定向放疗时，脑干最大剂量12.5 Gy时，脑干损伤风险都低于5%，但当剂量到达15~20 Gy时，由于患者生存时间短，无法给予准确的评估。研究发现[6]，复发头颈肿瘤患者接受再次放疗时，患者的颈椎曲度小于30°，可接受18野计划的调强放疗，可以提高放疗计划的效率。对于应用同步化疗的患者是否需要适当降低脑干剂量，仍有待研究。

放射性脑干损伤的发病机制缺乏系统的研究。研究认为放射性脑干损伤的机制为：①脑供血血管损伤引起的缺血性改变；②神经元和神经胶质细胞的直接损害；③机体的自身免疫性反应。常用化疗顺铂本身也存在脑组织毒性，射线也许是通过破坏血脑屏障从而增加了顺铂对脑组织的毒性。头颈部肿瘤患者可能还存在诸多如酗酒、吸烟、饮食障碍等加重神经功能障碍的不利因素。因此，限制头颈肿瘤放射治疗患者脑组织相关不良反应的不利因素是很有必要的。

运用三维适形放疗或调强适形放疗比传统放疗可明显降低正常脑组织的射线受量。一项纳入208例接受调强放疗的鼻咽癌患者的长期随访研究显示[6]，在平均随访时间为78个月的条件下，仅有1例出现脑干二级放疗损伤，该患者脑干接受的射线最大量为54.54 Gy。脑干损伤的防治措施主要为能结合放射产生的活性氧粒子的纳米粒子植入、激素治疗、高压氧治疗、神经营养修护药物、细胞因子等。对于放射性脑损伤的防治重点在于避免发生及尽早发现。

参考文献

[1] Ciura K, McBurney M, Nguyen B, et al. Effect of brain stem and dorsal vagus complex dosimetry on nausea and vomiting in head and neck intensity-modulated radiation therapy. Med Dosim, 2011, 36(1): 41-45.

[2] 刘敏,梁世雄,廖锦元,等.鼻咽癌放疗后放射性脑干损伤的MRI表现.中国癌症防治杂志,2011,3: 232-235.

[3] Debus J, Hug EB, Liebsch NJ, et al. Brainstem tolerance to conformal radiotherapy of skull base tumors. International journal of radiation oncology, biology, physics, 1997, 39:967-975.

[4] Emami B, Lyman J, Brown A, et al. Tolerance of normal tissue to therapeutic irradiation. Int J Radiat Oncol Biol Phys, 1991, 21(1): 109-122.

[5] Merchant TE, Chitti RM, Li C, et al. Factors associated with neurological recovery of

brainstem function following postoperative conformal radiation therapy for infratentorial ependymoma. Int J Radiat Oncol Biol Phys, 2010, 76(2): 496-503.

[6] Chen CC, Lee CC, Mah D, et al. Dose sparing of brainstem and spinal cord for re-irradiating recurrent head and neck cancer with intensity-modulated radiotherapy. Med Dosim, 2011, 36(1): 21-27.

(陈浮)

第二十九章　垂体剂量限制的临床研究进展

垂体属于放射敏感性组织，垂体功能减退是头颈部肿瘤放射治疗后常见的并发症之一。放疗所致的垂体功能减退主要为腺垂体功能低下，表现为一种或多种垂体激素的缺乏，可引起一系列内分泌功能减退的表现[1]。

临床上常用垂体激素六项检查来检测垂体放射损伤的程度，即GH、促肾上腺皮质激素(adrenocor ticotropic hormore，ACTH)、卵泡刺激激素(follicle-stimulating hormone，FSH)、促黄体生成激素(luteotropic hormone，LH)、催乳素(Prolactin，PRL)及TSH的测定来监测腺垂体功能。其中GH对放射损伤最为敏感，也是垂体功能不全中最早出现分泌异常的激素，儿童尤为常见。在照射剂量小于30 Gy时就可出现GH缺乏，随着照射剂量的增加，其发生率也逐渐增加。当垂体受到30~50 Gy的照射剂量时，GH缺乏的概率高达50%~100%。随后出现异常的是促性腺激素：FSH和LH。当垂体剂量<30 Gy时很少发生促性腺激素分泌不足，但未成年女性即使垂体剂量<30 Gy也会在放疗后发生性早熟现象。ACTH和TSH的异常通常发生在更高剂量，如用以治疗鼻咽癌和颅底部的肿瘤(>70 Gy)，或垂体肿瘤的常规照射(30~50 Gy)。垂体受到50 Gy剂量时ACTH和TSH缺乏的发生率为3%~6%；当剂量到达60 Gy时，ACTH和TSH分泌不足的发生率较高，放疗后10年可达30%~60%[2]。

放射治疗作为头颈部肿瘤尤其是鼻咽癌的主要治疗手段，其照射剂量较高，再加上肿瘤邻近鼻后区到蝶鞍区，尽管采取一定的放射防护措施，下丘脑垂体轴也不可避免地会接受到大剂量的照射，因此放射性垂体功能减退(radiation induced hypopituitarism，RIH)的发生较为常见[3]。Natasha等[4]对成人患者颅脑常规放疗后出现的垂体功能低下进行了大宗文献的分析，结果表明常规放疗后垂体功能减退的患病率为66%，其中生长激素缺乏症的患病率为45%，LH和FSH的患病率为30%，促TSH的患病率为25%，ACTH的患病率为22%，高催乳素血症的患病率为34%；针对其中608例鼻咽癌放疗患者的分析显示，患者接受40~83 Gy不等的放射剂量时，垂体功能不全的总患病率为74%。

RIH是一剂量依赖性和时间依赖性并发症[5]，是一个慢性进展且不可逆的过程，严重影响患者的生存质量。有学者认为55 Gy是垂体功能受损的最小剂量[6-8]。Darzy[2]的研究发现，颅底照射30~50 Gy后3~5年内50%~100%的病例发生GH下降，照射剂量超过60 Gy时，随访10年以上，出现多种垂体分泌激素障碍的发生率高达30%~60%。

Bhandare等[9]对1964年至2000年的312例头颈部肿瘤常规放疗患者进行了研究，他们认为放疗所致的垂体损伤是一个缓慢的过程，GH缺乏会在放疗后数月开始出现，更多的患者是在放疗后数年才开始出现。在出现典型临床症状之前，垂体分泌功能紊乱可能已经存在。研究表明[10]，头颈部肿瘤患者放疗后5年、10年时，亚临床RIH的发生率分别为15%和35%。

调强放疗技术比常规放疗能更好地保护垂体，可将鼻咽癌患者的垂体平均照射剂量控制在45~55 Gy，而放射生物学垂体的最小耐受剂量为45 Gy[11]，所以在45~55 Gy这一剂量段中，垂体剂量不是垂体激素水平异常的显著影响因素，此时患者发生垂体激素紊乱或许还与个体的放射敏感差异有关，但还需而进一步证实。

垂体受照剂量、体积与其功能减退之间存在一定的量效关系，但迄今为止，垂体受放射后引起功能损伤的阈剂量仍不十分明确。由于放射治疗后垂体功能减退发生隐匿，大部分患者表现为亚临床症状和缺乏典型垂体改变，且症状和肿瘤复发及放疗后遗症易混淆。早期、定期的激素监测和影像学随访有助于早期诊断和治疗RIH，提高患者放射治疗后的生活质量。

参考文献

[1] 陈家伦. 临床内分泌学. 1版. 上海科学技术出版社，2012.

[2] Darzy KH, Shalet SM. Hypopituitarism following radiotherapy. Pituitary, 2009, 12(1): 40-50.

[3] Darzy KH. Radiation-induced hypopituitarism after cancer therapy: who, how and when to test. Nat Clin Pract Endocrinol Metab, 2009, 5(2): 88-99.

[4] Appelman-Dijkstra NM, Kokshoorn NE, Dekkers OM, et al. Pituitary dysfunction in adult patients after cranial radiotherapy: systematic review and meta-analysis. J Clin Endocrinol Metab, 2011, 96(8): 2330-2340.

[5] Fernandez A, Brada M, Zabuliene L, et al. Radiation-induced hypopituitarism. Endocr Relat Cancer, 2009, 16(3): 733-772.

[6] Lee P, Ho KK, Greenfield JR. Hypothalamic/pituitary morbidity in skull base pathology. Otolaryngol Clin North Am, 2011, 44(4): 1005-1021, ix.

[7] Jensen RL, Jensen PR, Shrieve AF, et al. Overall and progression-free survival and visual and endocrine outcomes for patients with parasellar lesions treated with intensity-modulated stereotactic radiosurgery. J Neurooncol, 2010, 98(2): 221-231.

[8] 张丽娜. 垂体前叶功能减退症的发病机制及治疗进展. 疑难病杂志，2011，10(3)：239-242.
[9] Bhandare N，Kennedy L，Malyapa RS，et al. Hypopituitarism after radiotherapy for extracranial head and neck cancers. Head Neck，2008，30(9)：1182-1192.
[10] Bhandare N，Kennedy L，Malyapa RS，et al. Hypopituitarism after radiotherapy for extracranial head and neck cancers in pediatric patients. Am J Clin Oncol，2008，31(6)：567-572.
[11] 殷蔚伯，余子豪，徐国镇，等. 肿瘤放射治疗学. 4版. 中国协和医科大学出版社，2008.

(李骥)

第三十章　海马剂量限制的临床研究进展

关于全脑照射不良反应的研究[1]显示，射线引起的早期神经认知功能下降发生于疗后1~4个月，主要是影响短期记忆和言语功能。尽管放疗引起的中枢神经功能损伤是复杂和动态的，且涉及多种机制及细胞，海马仍被认为是晚期中枢神经系统放疗损伤的主要结构[2-4]。

在接受全脑放射治疗的患儿中，大多数儿童发生了不同程度的记忆功能障碍，其中年龄小于7岁的儿童几乎100%需要特殊辅导，而超过7岁的需要特殊辅导的约占50%，约11%受访患者中出现从轻度认知功能障碍到甚至严重痴呆的放射治疗相关的晚期毒性反应。

研究[5]显示，接受放疗的鼻咽癌和鼻腔鼻窦癌患者，当颞叶受量>40 Gy时，就会出现射线导致的血管损伤和认知功能减退。Yuen等[6]发现头颈肿瘤患者疗后驾驶能力受损，27%的患者驾驶能力受限或不能驾驶。19%~52%的头颈肿瘤患者疗后不能继续工作，如果接受化疗的话，该机率会扩大3倍。

动物研究[7]显示，10 Gy照射可导致鼠的海马神经干细胞增生下降62%及海马神经功能减低97%。该病变的病理基础可能是，射线引起的神经干细胞周边组织炎症使其凋亡并改变其分化方向。头颈部肿瘤自身释放的紊乱的细胞因子可能会引起并加重海马放射损伤后的认知功能紊乱，头颈部肿瘤患者高的酒精滥用率也会增加神经功能的损伤几率。射线可引起海马结构相关的空间记忆和短期记忆能力受损，工作记忆则损伤不明显[8]。功能MRI显示鼻咽癌放疗后患者静息态下多个脑区与海马功能连接强度减低，主要表现在视觉语言中枢[9]。这可能是鼻咽癌患者疗后海马功能减低的影像学基础。

研究[8]表明，40%体积的双侧海马接受2 Gy每次的等效照射剂量超过7.3 Gy时，就会引起长期记忆功能受损。该剂量达到14.88 Gy时，就可引起50%患者的长期记忆力受损。当100%体积海马接受大于0 Gy的照射，就有趋势引起长期记忆力受损。研究显示，即便是在使用调强放射治疗等先进放疗技术的情况下，鼻咽癌患者海马结构接受射线剂量的Dmax均值为52.7 Gy，Dmean均值为18.7 Gy。在局部中晚期鼻咽癌患者，该剂量更高[10]。在头颈肿瘤IMRT放射治疗计划中，鼻窦肿瘤及鼻咽肿瘤患者海马接受的剂量普遍较高。常规的头颈肿瘤调强放疗计划中，当PTV包含鼻咽结构时，海马受照的剂量可引起80%的患者出现认知功能损伤[11]。RTOG0933建议在增强MRI的T1加权像中勾画海马区，将主要保护的区域集中在神经干细胞分布的齿状回。目前研究倾向于将海马视为一个并–串联的危及器官，相关参考阈值尚未作出统一规定，多数研究将海马的α/β值设定在2~3 Gy。然而有学者指出，依据神经形成细胞的干细胞属性，海马的α/β值应为10 Gy，部分学者建议在海马保护性全脑放疗的研究中进行折中：将海马本身α/β值设为10 Gy，而海马的PRV为2 Gy。

IMRT或VMAT在有目的的限制情况下，均可较传统放疗技术更好地保护海马。RTOG0933临床试验发现，运用调强放疗技术保护海马，使海马结构2 Gy/次的平均标准化组织剂量(Mean Normalized Tissue Dose，NTDmean)从37.5 Gy降低到7.8 Gy、最大受照剂量小于15 Gy时，可有效降低疗后认知功能损伤。

研究[12]显示海马神经干细胞移植有可能恢复脑部放疗后引起的认知功能损伤。神经生长因子、高压氧治疗等也有被报道用来治疗海马损伤。但由于海马对射线非常敏感且无有效损伤修复手段，限制海马受量，从根本上降低海马损伤引起的不良反应显得非常重要。

参考文献

[1] Oehlke O, Wucherpfennig D, Fels F, et al. Whole brain irradiation with hippocampal sparing and dose escalation on multiple brain metastases: Local tumour control and survival. Strahlenther Onkol, 2015, 191(6): 461-469.

[2] Brown WR, Blair RM, Moody DM, et al. Capillary loss precedes the cognitive impairment induced by fractionated whole-brain irradiation: a potential rat model of vascular dementia. J Neurol Sci, 2007, 257(1-2): 67-71.

[3] Nieder C, Andratschke N, Astner ST. Experimental concepts for toxicity prevention and tissue restoration after central nervous system irradiation. Radiat Oncol, 2007, 2: 23.

[4] Prokic V, Wiedenmann N, Fels F, et al. Whole brain irradiation with hippocampal sparing and dose escalation on multiple brain metastases: a planning study on treatment concepts. Int J Radiat Oncol Biol Phys, 2013, 85(1): 264-270.

[5] Löfdahl E, Berg G, Johansson KA, et al. Compromised quality of life in adult patients who have received a radiation dose towards the basal part of the brain. A case-control study in long-term survivors from cancer in the head and neck region. Radiat Oncol, 2012, 7: 179.

[6] Yuen HK, Gillespie MB, Day TA, et al. Driving behaviors in patients with head and neck cancer during and after cancer treatment: a preliminary report. Head Neck, 2007, 29: 675-681.

[7] Gondi V, Tolakanahalli R, Mehta MP, et al. Hippocampal-sparing whole-brain radiotherapy: a "how-to" technique using helical tomotherapy and linear accelerator-based intensity-modulated radiotherapy. Int J Radiat Oncol Biol Phys, 2010, 78(4): 1244-1252.

[8] Gondi V, Hermann BP, Mehta MP, et al. Hippocampal dosimetry predicts neurocognitive function impairment after fractionated stereotactic radiotherapy for benign or low-grade adult brain tumors. Int J Radiat Oncol Biol Phys, 2013, 85(2): 348-354.

[9] 伍冬林. 鼻咽癌放疗后患者神经认知功能及静息态功能连接的fMRI研究. 南方医科大学, 2014.

[10] 吴晨彬. 鼻咽癌调强放疗中海马结构功能保护的研究. 福建医科大学, 2012.

[11] Dunlop A, Welsh L, McQuaid D, et al. Brain-sparing methods for IMRT of head and neck cancer. PLoS One, 2015, 10(3): e0120141.

[12] Acharya MM, Christie LA, Lan ML, et al. Human neural stem cell transplantation ameliorates radiation-induced cognitive dysfunction. Cancer Res, 2011, 71(14): 4834-4845.

(陈浮)

第三十一章　颈段脊髓剂量限制的临床研究进展

神经系统(脑、脊髓)放射性损伤是头颈部肿瘤放射治疗后最严重的后期不良反应，其中颈段脊髓损伤常因临床严格控制剂量而较颞叶和脑干损伤的发生率低，但一旦发生，病变常呈进行性发展，对患者的生存质量会产生严重影响，甚至危及生命。

在头颈肿瘤放射治疗的过程中，危及器官脊髓是需要重点保护的器官。我们仅勾画真脊髓而不是椎管内所有部分，上界为第2颈椎齿突尖(接脑干下缘)，下界画到第3胸椎上缘，脊髓外扩5 mm为PTV[1]。研究显示：仅勾画真脊髓能更好地提高靶区的剂量，减少计划危及器官体积(PRV)，同时也能更准确地勾画靶区[2]。

表现为莱尔米特征(Lhermitte's sign，LS)的一过性放射性脊髓损伤，是一种罕见的因颈胸段脊髓病变引发的暂时可逆的脊髓病，表现为颈部屈曲时沿脊柱到四肢的触电样针刺样感觉，这种感觉使人不适，但并不是真正的疼痛，感觉十分迅速并短暂，常发生于放疗后1~6个月，并在之后的2~9个月内逐步自行缓解。LS症的病理学改变主要表现为局限于白质的上行传导纤维脱髓鞘，而屈颈使已脱髓鞘的纤维裸露进而诱发此症状。动物实验研究也发现照射后可出现暂时性的少突胶质前体细胞凋亡，之后数月成熟少突胶质细胞减少及髓鞘脱失，而随着少突胶质细胞的增加及髓磷脂合成恢复，LS症渐消失。

相对于LS症，迟发性放射性脊髓损伤极为严重，常发生在放射治疗后的1~2年，表现为永久性不可逆的类似于脊髓横贯性炎的脊髓半切综合征，常伴有下肢麻痹或感觉迟钝，并发展至高位截瘫[3]，最终导致死亡。其病理学改变主要是血管病变导致的局灶性坏死。研究证实，血管内皮细胞损伤与少突胶质细胞的损伤共同参与了迟发性放射性脊髓病的发生[3-4]。

脊髓MRI检查可提示放射性脊髓损伤，通常发现颈髓背侧接近中线部分存在阳性改变：T2加权高信号，增强后显示不同程度强化、中心坏死后无强化，而病灶周围水肿明显时有占位效应。

放射性脊髓损伤与放射剂量有明确的相关性，Kirkpatrik等[5]根据现有资料推算出脊髓的α/β值为0.87 Gy，全截面脊髓采用常规分割2 Gy放射，放射总剂量45 Gy时脊髓损伤的发生率为0.03%，50 Gy时为0.2%，60 Gy时为6%，69 Gy时为50%。Schultheiss等[6]发现，在每天一次放疗、单次剂量为1.8 Gy~2.0 Gy的标准放疗方案中，迟发性放射性脊髓病的发病率在患者脊髓受照总剂量达45 Gy~50 Gy时低于0.5%，当总剂量达到53 Gy~61 Gy时为5%。

Leung等[7]回顾性分析了LS发生的危险因素，发现双侧颈神经根受照射的850例患者中98例发生了LS，发病率为11.5%；在颈神经根未受照或仅单侧受照的321例患者中23例发生了LS，LS的发病率为7.2%。其组间差异明显，P=0.0285。有研究表明放射性颈髓损伤的发病率在接受高剂量颈部淋巴结放疗的鼻咽癌患者中较高，同时颈部MRI检查更易发现异常[8]。提示随着颈部淋巴结放疗剂量的提高，颈髓的放射剂量及损伤风险也随之增大，颈部淋巴结放射剂量≥64 Gy组与<64 Gy组颈髓影像学表现异常的发生率不同，差异有统计学意义，颈部淋巴结放射剂量是影响鼻咽癌放疗后颈髓损伤发生的独立危险因素(OR=1.877，95% CI：1.282~2.748，P=0.001)。

一般认为化疗会降低脊髓对射线的耐受性，而应用特定的同步化疗药物(如紫杉烷类、铂类和长春花碱类等具有神经毒性的药物)与单纯放疗相比可导致LS的发病率升高，而化疗相关LS最常见于顺铂和奥沙利铂。Pak等[9]在对73例同步化放疗(调强放疗)的口咽部鳞癌患者的前瞻性研究中，具体治疗方式为调强放疗同步每周行卡铂和紫杉醇化疗，记录患者随访中连续出现2次LS为确诊，结果显示21%的患者发生了LS，这远高于其他研究的发病率。MuL等[10]回顾性分析了437例因喉癌和口咽癌行放疗的患者，LS的发病率为3.6%。该研究中2006年以后的40例患者接受了调强放疗，在LS出现的时间分布中发现这40例患者与之前的常规放疗相比未明显增加LS的发生，且仅有1例患者发生了LS，发病率仅为2.5%，所以考虑在Pak等人的研究中LS的发病率升高可能与应用特定的化疗药物有关。

目前关于放射性颈段脊髓损伤的治疗尚没有特殊的治疗手段。放疗所致LS常在放疗结束后逐步缓解。脱水、糖皮质激素治疗、营养神经治疗、支持治疗和高压氧治疗可能改善症状。

放射性颈段脊髓损伤的发病率虽然不高，但应引起临床医生的足够重视。根据头颈部患者的病情制定最佳治疗方案，减少颈段脊髓受照射剂量，并在患者出现低头触电样感、肢体乏力及感觉异常等临床症状时给予适当的治疗，以避免严重的迟发性头颈部放射性颈段脊髓损伤的发生，提高患者的生存质量。

参考文献

[1] Brouwer CL, Steenbakkers RJ, Bourhis J, et al. CT-based delineation of organs at risk in

the head and neck region: DAHANCA, EORTC, GORTEC, HKNPCSG, NCIC CTG, NCRI, NRG Oncology and TROG consensus guidelines. Radiother Oncol, 2015, 117(1): 83-90.

[2] Sun Y, Yu X-L, Luo W, et al. Recommendation for a contouring method and atlas of organs at risk in nasopharyngeal carcinoma patients receiving intensity-modulated radiotherapy. Radiother Oncol, 2014, 110:390–397.

[3] Dropcho EJ. Neurotoxicity of radiation therapy. Neurol Clin, 2010, 28(1): 217-234.

[4] St Clair WH, Arnold SM, Sloan AE, et al. Spinal cord and peripheral nerve injury: current management and investigations. Semin Radiat Oncol, 2003, 13(3): 322-332.

[5] Kirkpatrick JP, van der Kogel AJ, Schultheiss TE. Radiation dose-volume effects in the spinal cord. Int J Radiat Oncol Biol Phys, 2010, 76(3 Suppl): S42-S49.

[6] Schultheiss TE, Kun LE, Ang KK, et al. Radiation response of the central nervous system. Int J Radiat Oncol Biol Phys, 1995, 31(5): 1093-1112.

[7] Leung WM, Tsang NM, Chang FT, et al. Lhermitte's sign among nasopharyngeal cancer patients after radiotherapy. Head Neck, 2005, 27(3): 187-194.

[8] 许鹏飞，郭灵，徐永腾，等. 鼻咽癌放疗后放射性颈髓损伤的临床研究. 中华神经医学杂志，2014，13(11)：1147-1153.

[9] Pak D, Vineberg K, Feng F, et al. Lhermitte sign after chemo-IMRT of head-and-neck cancer: incidence, doses, and potential mechanisms. Int J Radiat Oncol Biol Phys, 2012, 83(5): 1528-1533.

[10] Mul VE, de Jong JM, Murrer LH, et al. Lhermitte sign and myelopathy after irradiation of the cervical spinal cord in radiotherapy treatment of head and neck cancer. Strahlenther Onkol, 2012, 188(1): 71-76.

（杨钢）

第三十二章　神经纤维束追踪系统在头颈部肿瘤放疗计划制定中作用的研究进展

20世纪90年代，Basser等人最早提出了扩散张量成像技术(Diffusion Tensor Imaging，DTI)的算法理论，并且首先将其应用到了人体脑白质纤维结构的科学研究和应用中[1]。随着近年来计算机技术以及磁共振成像技术(Magnetic Resonance Imaging，MRI)的快速发展，出现了利用检测水分子的扩散运动所引起的衰减信号而成像的磁共振扩散张量成像技术，可在活体状态下无需造影剂且无创地获得人体组织内的水分子扩散方向、扩散程度及扩散各向异性系数等相关信息，从而得到神经纤维束的结构形态和延伸方向等细微的结构信息[2]，可精细地描绘大脑和神经系统的微观结构，目前已在神经解剖学、神经生理学、神经外科、生物医学及颅脑肿瘤等的研究、诊断和治疗中发挥着非常重要的作用。

由于DTI成像的无创性，且与传统神经解剖具有较高一致性，使其成为目前唯一能够进行活体纤维束组织形态测量的成像技术[3]。神经纤维束追踪技术(Fiber Tracking，FT)以DTI成像为基础，描绘出沿神经通路移动的水分子的扩散方向，即神经纤维束的走向方向，从而实现神经纤维束的追踪[4]。

目前最常用的神经纤维束追踪算法是基于局部扩散方法的纤维束连续追踪算法(Fiber Assignment by Countinuous Tacking，FACT)。追踪的结果使用标准方向的彩色编码，可有效而直观地对神经纤维束进行可视化显示[5]。目前，主要的几家磁共振生产厂商自带的图像处理软件和多个世界知名大学或医学院提供免费下载的图像处理软件，均可实现神经纤维束的追踪显示，但仅有少数商业化的图像处理软件可以实现临床方面的实际应用[6]。

神经纤维束追踪技术在肿瘤放射治疗中主要应用于脑胶质瘤等颅内肿瘤的脑功能保护方面[7]，我们探索将其应用于头颈部肿瘤患者放射治疗的神经功能保护中，能够对追踪获得的位听神经、视神经等纤维束进行剂量限制保护，与相应危及器官的剂量限制一道形成整个功能链的剂量保护方案，从而使患者获得全面的功能保护成为可能。

在临床的实际应用中，为能较好地进行神经纤维束的追踪，必须获得优质的DTI序列图像。通常DTI图像处理软件对神经纤维束追踪扫描提出了关于扫描层厚、扩散敏感梯度方向数和扩散编码强度b值的最低参数需求。但若按照此标准，获得的DTI图像较为粗糙，且追踪结果也不能令人满意。但提高扫描参数标准，则意味着大幅延长患者扫描时间，成倍增加MRI的工作负荷，且提高了患者扫描时发生位移的风险。故必须结合理论研究和临床实际需求，最终确定DTI图像的扫描参数，以获得高质量的DTI图像，同时也不会增加过多的扫描时间。

在追踪神经纤维束时，对于追踪种子点的准确选取显得尤为重要。由于头颈部具有非常丰富且精细的各种神经通路，往往多组神经纤维束合并伴行或广泛分布，而且均为立体发散走向，故在MRI的横断位、矢状位和冠状位等二维平面显示中往往呈现出散点或短线状的片段神经束影像。因此，精确选择具有标志性的目标神经束种子点，是获得准确的神经纤维束影像的重要条件。

最终获得的神经纤维束追踪结果，还需参考解剖及影像学图谱等，并邀请具有丰富影像学经验的放射诊断科医生对追踪结果的准确性进行评估。

在制定头颈部肿瘤的调强放疗计划时，应以不影响肿瘤靶区剂量为前提，针对追踪获得的位听神经纤维束进行剂量限制保护。根据其与靶区的位置关系：若与靶区没有位置重迭，可设置最大剂量(Max Dose)限制；若与靶区有部分位置相交，则对于神经纤维区域不可设置最大剂量限制，而可以根据神经纤维束与靶区等高剂量需求区域的位置重迭比例，进行高剂量体积的剂量限制，以降低位于靶区范围之外的神经纤维束的受照剂量，从而达到在不损失靶区剂量的前提下，降低神经纤维束区域剂量的目的，进而保护患者的神经通路，改善头颈部肿瘤患者放疗后的生活质量。

在设置保护位听神经通路的优化参数时，由于考虑到位听神经的内听道入颅段以及发射至颞叶和大脑听皮层等部分路径都接近于肿瘤靶区的高剂量区域，故在优化设置中，为了不影响靶区的剂量，不影响患者的疗效，仅根据位听神经和靶区的位置关系，限制其区域的高剂量体积，以达到尽量降低位听神经平均剂量的目的。

通过采用该优化设置方案，在不降低肿瘤靶区剂量的同时，位听神经区域的平均剂量数值可降低至15%~30%，与未行优化的计划比较具有显著性差异。

由于在鼻咽癌调强放射治疗的计划优化中，危及器官的剂量数据大小，直接取决于是否设置危及器官的优化方案。在未引入神经纤维束追踪系统之前，并不能将神经纤维网络的立体结构准确勾画于二维显示的CT平面中，故不能针对可能危及到的颅神经区域进行剂量限制保护。通过使用磁共振的DTI图像，利用功能软件进行神经纤维束的追踪显示，使位听神经、视神经等颅神经在放射治疗过程中的剂量限制与保护成为可能。在对听觉、视觉功能器官进行剂量保护的同时[8]，增强对于神经纤维区域的剂量保护，从而形成对整个听觉、视觉系统功能链路的完整保护策略，以改善鼻咽癌患者放疗后的生活质量。

参考文献

[1] Basser PJ, Mattiello J, LeBihan D. Estimation of the effective self-diffusion tensor from the NMR spin echo. J Magn Reson B, 1994, 103(3): 247-254.

[2] Basser PJ, Mattiello J, LeBihan D. MR diffusion tensor spectroscopy and imaging. Biophys J, 1994, 66(1): 259-267.

[3] Le Bihan D, Mangin JF, Poupon C, et al. Diffusion tensor imaging: concepts and applications. J Magn Reson Imaging, 2001, 13(4): 534-546.

[4] Mori S1, van Zijl PC. Fiber tracking: principles and strategies - a technical review. NMR Biomed, 2002, 15(7-8): 468-480.

[5] Nimsky C, Ganslandt O, Hastreiter P, et al. Preoperative and intraoperative diffusion tensor imaging-based fiber tracking in glioma surgery. Neurosurgery, 2007, 61(1 Suppl): 178-85; discussion 186.

[6] Feigl GC, Hiergeist W, Fellner C, et al. Magnetic resonance imaging diffusion tensor tractography: evaluation of anatomic accuracy of different fiber tracking software packages. World Neurosurg, 2014 , 81(1): 144-150.

[7] Munck Af Rosenschöld P, Engelholm S, Ohlhues L, et al. Photon and proton therapy planning comparison for malignant glioma based on CT, FDG-PET, DTI-MRI and fiber tracking. Acta Oncol, 2011, 50(6): 777-783.

[8] 倪晓晨，王胜资，李骥，等. 鼻咽癌调强放疗中限制剂量与提高保护权重对听觉器官剂量分布影响的研究. 中华放射肿瘤学杂志，2013，22(6): 478-481.

（倪晓晨）

第三十三章　头颈部放疗计划制定中特殊感受器官功能保护计划设计的研究进展

近年来，IMRT(intensity modulated radiotherapy)、容积旋转调强(volumetric modulated arc therapy，VMAT)和断层调强系统(HT)技术相继被运用到头颈部肿瘤的放射治疗中[1]，而调强放疗技术仍是目前在头颈部肿瘤放疗普遍应用的技术，该技术可以使物理师通过对治疗计划系统优化，设计出满足临床对于肿瘤靶区剂量和各危及器官耐受剂量要求的放疗计划。在剂量分布上，高剂量线紧密包绕肿瘤靶区的同时低剂量线避开肿瘤周围危及器官，提高了局控率和生存率，降低了危及器官放疗并发症的发生概率，提高了患者的生存质量。在解剖结构上，头颈部肿瘤与很多危及器官相邻，在常规放疗技术下，易发生严重的放疗并发症，导致患者生活质量降低。随着调强放疗技术的应用，大大降低了放疗并发症的发生，特别是对腮腺功能、听觉功能和咽缩肌的保护有所增强，患者的生活质量也有了很大的改善[2]。

在制定调强放疗计划时，主要需考虑以下几个方面：

1　目标参数权重

放疗计划逆向优化前，先设定靶区和危及器官的目标参数。靶区的目标参数给予最大的权重，串联器官的目标参数权重大于并联器官的。按照《鼻咽癌IMRT靶区及剂量设计指引专家共识(2010版)》，分别对靶区、脊髓、脑干、视觉系统、腮腺、听觉系统、颞叶、垂体、甲状腺、颞颌关节、喉、鼻腔、口腔、咽缩肌等设定相应的目标参数，并给予不同的权重。在头颈部肿瘤调强放疗中，腮腺剂量得到了有效的控制，放疗后患者口干的发生率和程度都明显降低；耳闷、耳鸣和耳聋的发生率没有明显改善，听觉器官放射损伤成为严重影响患者生活质量的首要因素。复旦大学附属眼耳鼻喉科医院的相关研究表明，通过提高听觉器官目标参数权重的方法，在确保肿瘤靶区有效剂量的前提下，可以有效地降低听觉器官的剂量[3]。物理师密切结合临床随访反馈，在设计计划时，适当调整相关危及器官目标参数的权重，可以减少放疗并发症，不断提高患者的生存质量。

2 等效均匀剂量优化算法

近年，各大治疗计划系统厂商相继推出了等效均匀剂量优化算法。等效均匀剂量是Niemierko提出的一种生物等效剂量，描述产生与不均匀照射相同的细胞存活所需要的均匀照射的剂量[4-5]，可用于评估危及器官受照射的生物学效应。放疗计划系统中，将等效均匀剂量优化算法代替物理约束优化算法，对整个危及器官体积起到了约束作用。选择等效均匀剂量优化算法进行计划优化，脑干、脊髓、视交叉、视神经和腮腺的平均剂量都可以减少10%以上；小体积的危及器官剂量改善尤其明显，晶体平均剂量可减少30%以上[6]。

3 危及器官分区剂量限制的优势

根据放射剂量学，容易理解离靶区越远的危及器官越容易被保护。通过提高目标参数权重的方法，可以降低危及器官剂量，但离靶区较远的危及器官仍存在可以进一步改善的空间。以PTV外放5 mm为分割线，将危及器官分为高剂量区域和低剂量区域，并分别设定剂量限制的目标参数，给治疗计划系统的指令既清晰又合理，计划优化结果容易达到我们的预期，具有可执行性和普遍性，可以降低听觉器官剂量，其对临床应用的价值，还有待今后加入临床听觉功能检测的随访资料，进一步研究证实[7]。

4 放疗疗程中计划的调整

在一个多月的放疗过程中，肿瘤和危及器官会发生形变和位移，导致实际放疗的剂量分布情况与计划系统制定的计划有差异，甚至会发生靶区剂量不足，危及器官剂量超出耐受剂量，不再满足临床需求。此时，需要重新制定放疗计划，根据肿瘤和危及器官的变化，调整剂量分布，确保临床疗效。研究表明，鼻咽癌患者第4周的体重变化、瘤床结构以及体表轮廓变化均处于治疗前状态和后期变化的中间阶段，此时进行患者CT扫描，观察治疗效果，进行调强计划复核，根据临床需求，可以重新制定调强计划，确保靶区得到处方剂量，并控制危及器官的照射剂量。

5 非共面调强技术

非共面调强技术，采用的是床0°的5、7或9个共面射野，加床90°或270°的1~2个非共面射野，与共面调强技术相比，两者的子野数目和监测跳数(Monitor Unit，MU)无差异。非共面调强计划的等剂量线分布较共面调强技术更适形，靶区剂量更均匀，眼球、晶体和口腔可以得到更好的保护，脑干和脊髓剂量差异没有统计学意义[8-9]，临床疗效还有待随访观察。

综上所述，制定调强放疗计划时，需要综合考虑各方面因素，选择合适的优化算法，给予合理的目标参数，才能得到最佳的放疗计划，结合放疗质量控制，确保医疗安全，才能获得更好的临床疗效。

参考文献

[1] 李奇欣，岳麒，柏朋刚，等.鼻咽癌三种调强放疗计划剂量学对比研究.中华放射医学与防护杂志，2014，34(8)：613-616.

[2] 延玲，李忠，王博宇.鼻咽癌调强放疗中解剖及剂量学改变的临床效果观察.中国医药指南，2014，4：94-95.

[3] 倪晓晨，王胜资，李骥，等.鼻咽癌调强放疗中限制剂量与提高保护权重对听觉器官剂量分布影响的研究.中华放射肿瘤学杂志，2013，22(6)：478-481.

[4] Niemierko A. Reporting and analyzing dose distributions: a concept of equivalent uniform dose. Med Phys，1997，24(1)：103-110.

[5] 廖雄飞，Jack Yang，Yie Chen，等.等效均匀剂量优化法在肺癌调强放疗计划优化中的应用.肿瘤预防与治疗，2012，25(6)：337-340.

[6] 赵永亮，储开岳，吴建亭.等效均匀剂量优化方法对肿瘤调强放疗计划中危及器官保护的研究.肿瘤研究与临床，2013(7)：472-474.

[7] 郭明，王胜资，吴朝霞，等.IMRT计划优化参数中听觉器官分区限制剂量研究.中华放射肿瘤学杂志，2015，24(4)：438-442.

[8] 李鹏，徐利明，潘婕.非共面射野在鼻咽癌调强放疗中的应用.临床肿瘤学杂志，2011，16(1)：54-57.

[9] 胡海芹，晏宝林，王小平.鼻咽癌调强放疗中加非共面照射野对剂量的影响.实用癌症杂志，2011，26(4)：416-417.

(郭明)

第三部分

危及器官的勾画图谱

第三十四章 视路系统的勾画

勾画说明：

1. 在激光定位灯下制作面模，有助于提高头部扫描定位CT图像的对称性。

2. 推荐MRI采用轴位薄层扫描，层厚选用2 mm。若扫描层厚太厚，则可能错漏视交叉等结构的图像信息。

3. 利用MRI的T2WI序列图像与定位CT图像进行精确融合配准，再进行视神经、视交叉和视束等器官的勾画。

4. 与定位CT图像相比，在对应的MRI T2WI序列图像上可以更加清楚地分辨视神经、视交叉和视束等结构。

5. 在定位CT图像上，先找到视神经管层面，可在此层面勾画视交叉结构。

6. 图1~图2中，左侧图像为勾画前的CT和MRI图像，右侧为勾画后的相对应的图像，以方便读者比较和识别。

7. 图1B~C中可见，鞍上池通常呈五角星形或六角星形，围绕着视交叉，在定位CT上可作为识别视交叉的解剖标志。

8. 图3~图5中，为使用MRI的DTI（扩散张量成像技术）序列图像进行视神经纤维束追踪后，在定位CT和MRI图像上自动生成的视神经通路二维和三维示意图。

9. 图5中，彩色纤维束即为追踪到的全部视神经纤维束，包括放射至传统意义视皮层区域（即大脑枕叶皮层），以及通往顶叶、颞叶和部分额叶在内的许多新视皮层区域的视放射纤维束。

10. 彩色纤维束为标准方向的彩色编码显示。左右方向的纤维束显示为红色，前后方向显示为绿色，而头脚方向显示为蓝色。

11. 本示意图按照扫描时自上而下的顺序排列。

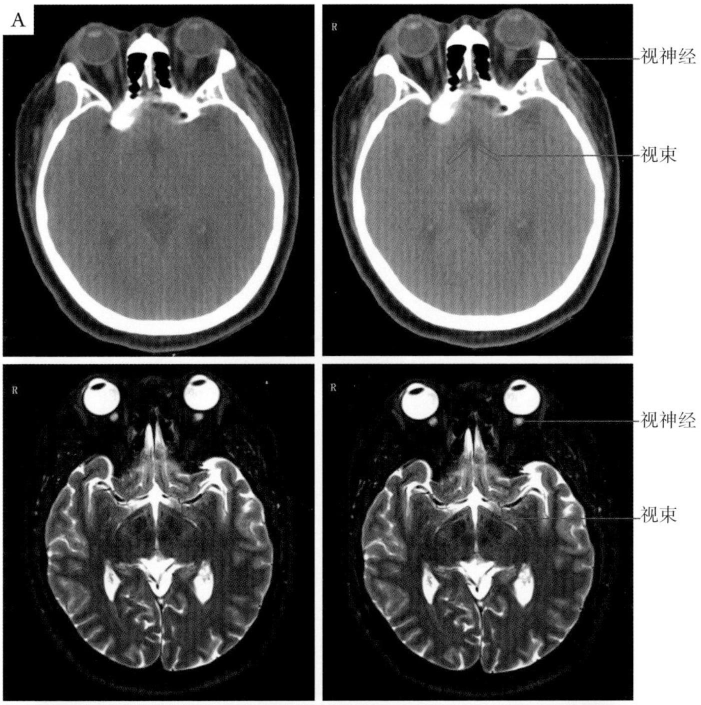
A
视神经
视束
视神经
视束

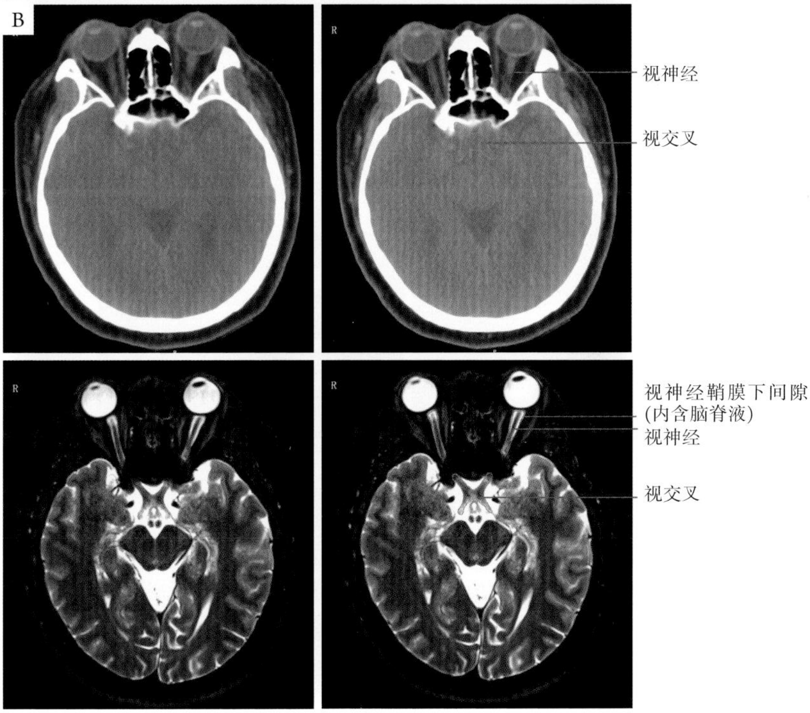
B
视神经
视交叉
视神经鞘膜下间隙
(内含脑脊液)
视神经
视交叉

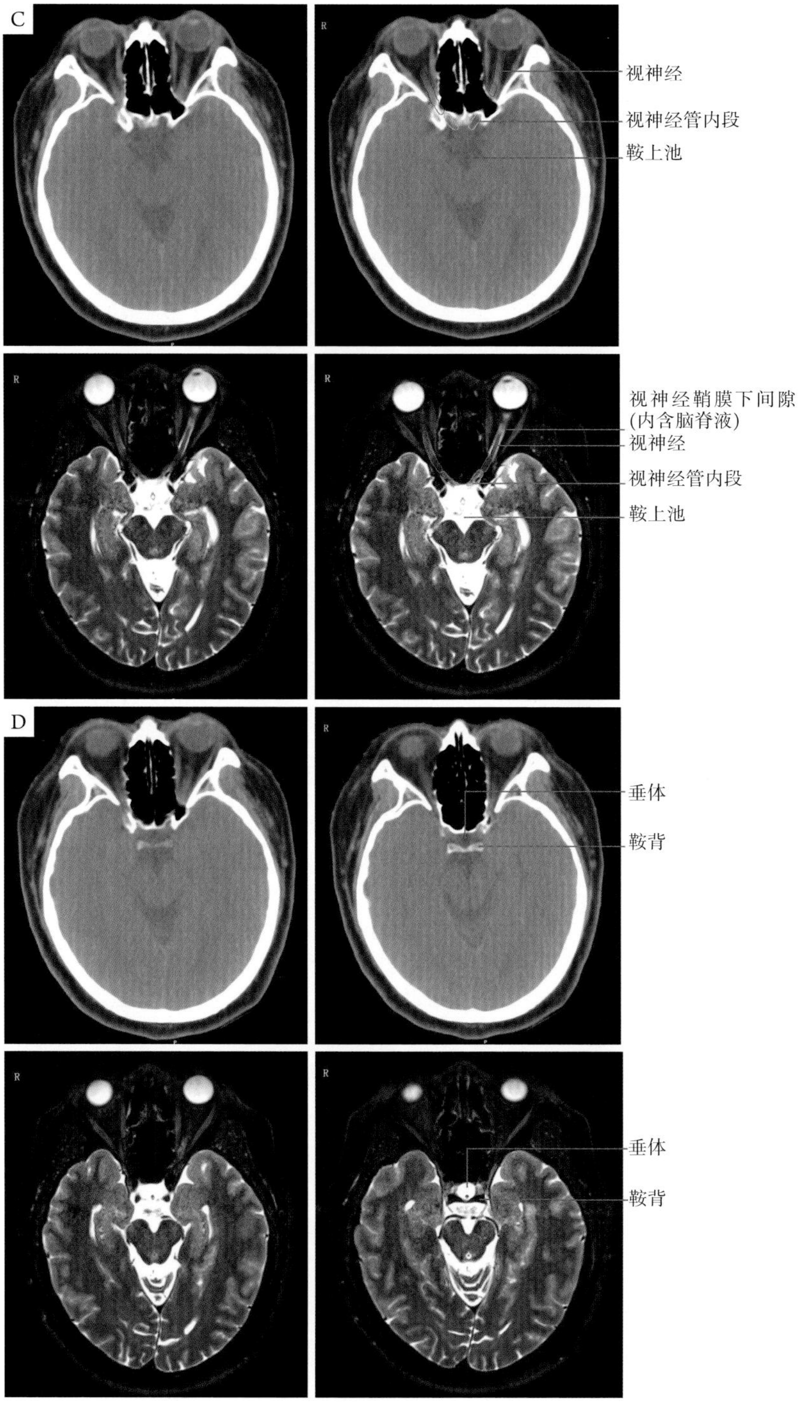

图1　定位CT横断面上视觉器官自上而下勾画示意图

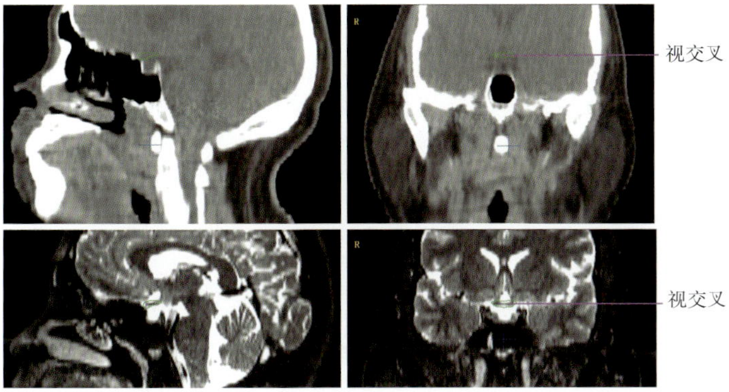

图2　CT及MRI T2WI序列矢状面及冠状面视交叉显示

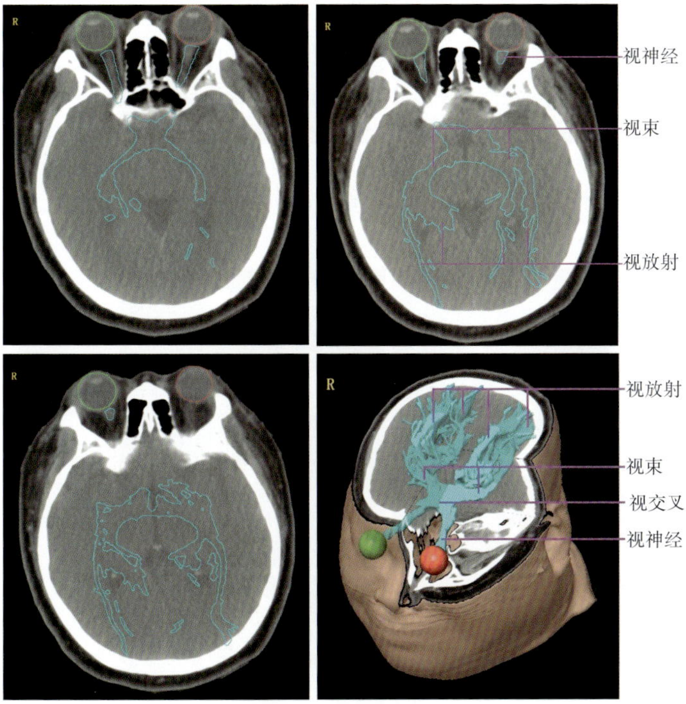

图3　用MRI的DTI序列图像进行视神经纤维束追踪后，在定位CT上自动生成的视神经通路二维和三维示意图

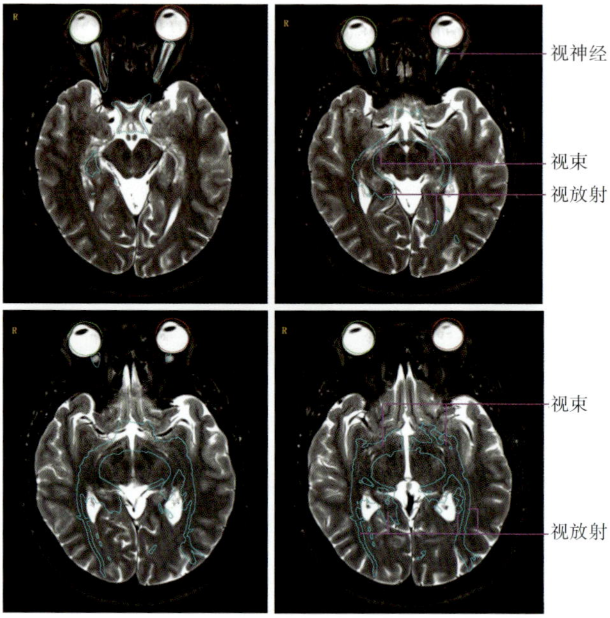

图4 用MRI的DTI序列图像进行视神经纤维束追踪后，MRI图像上视神经通路二维示意图

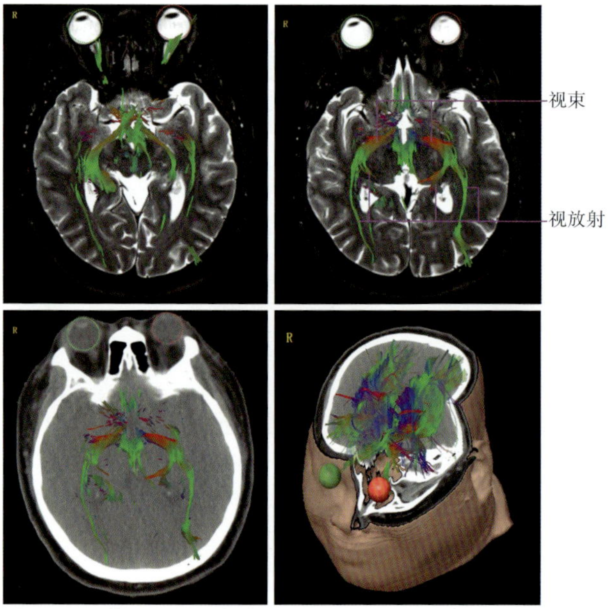

图5 MRI的DTI序列追踪后，标准方向的彩色编码显示的视神经纤维的二维及三维示意图(左右方向的纤维束显示为红色，前后方向显示为绿色，而头脚方向显示为蓝色)

第三十五章　听觉器官的勾画

勾画说明：

1. 激光定位灯指引下的面模制作有利头位对称；定位CT薄层扫描以显示微小的听觉结构：听觉器官层面：扫描层厚3 mm，重建1 mm或扫描层厚1 mm。

2. 听觉器官勾画时，选择骨窗，并通过调整窗宽和窗位显示结构。

3. 中耳的勾画有3种方法：①鼓室/咽鼓管；②鼓室+咽鼓管骨性段；③乳突+鼓室+咽鼓管骨性部分。建议采用②，乳突部分受气化程度、炎症状况影响大，其在听觉功能评估中的作用需更多临床研究的验证。

4. 内耳及相关结构的勾画有4种方法：①内听道+耳蜗+前庭；②前庭+耳蜗；③内听道+耳蜗；④耳蜗。我们的建议是①，这样的勾画既考虑了听觉通路完整性保护，也考虑了对前庭平衡器官的剂量学评估。

5. 示意图左边图像为勾画前相同层面的CT扫描图像，与其右边的勾画后的CT扫描图像相对应，方便读者比较和识别(图1A~K)。图2为在计划系统中勾画后听觉器官的三维显示。

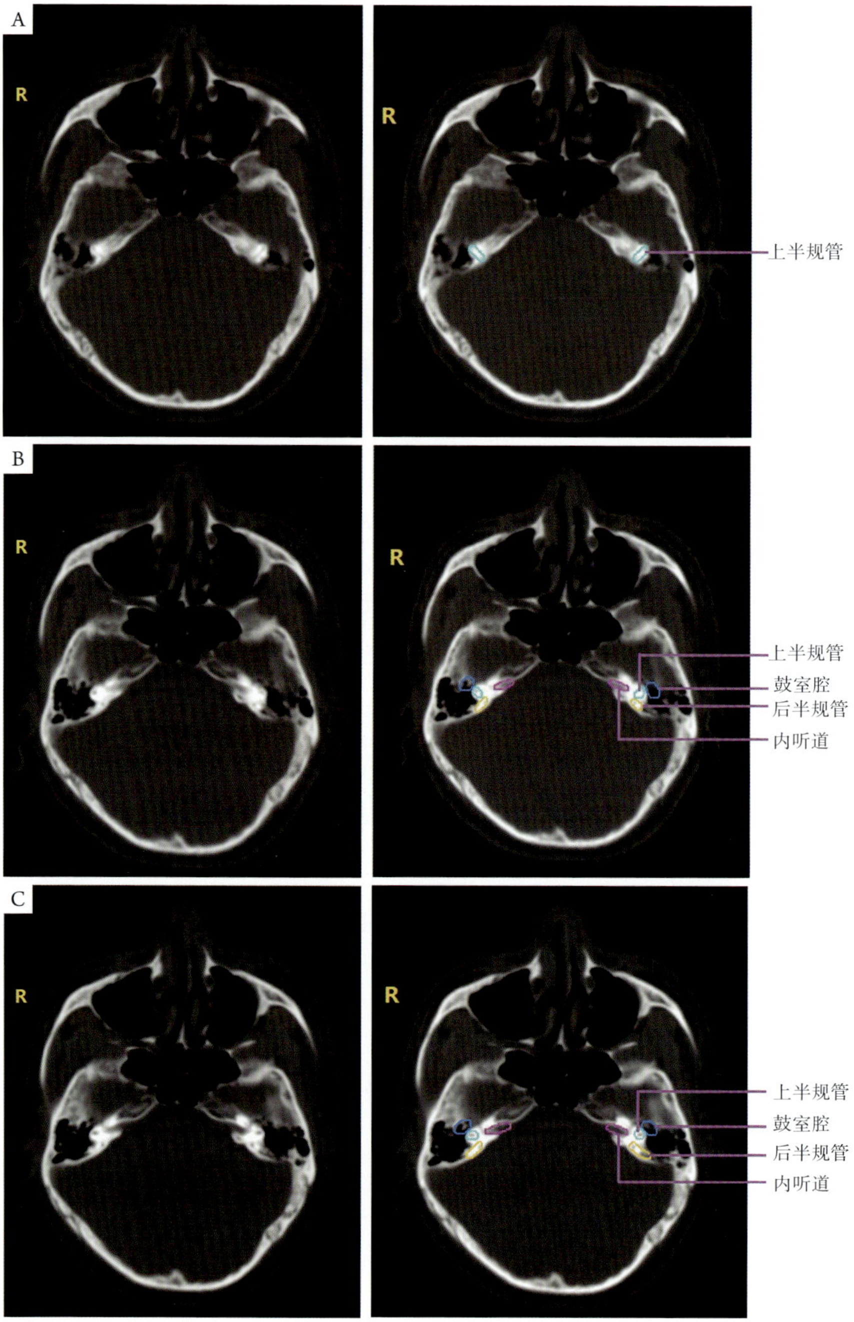
A
R
R
上半规管
B
R
R
上半规管
鼓室腔
后半规管
内听道
C
R
R
上半规管
鼓室腔
后半规管
内听道

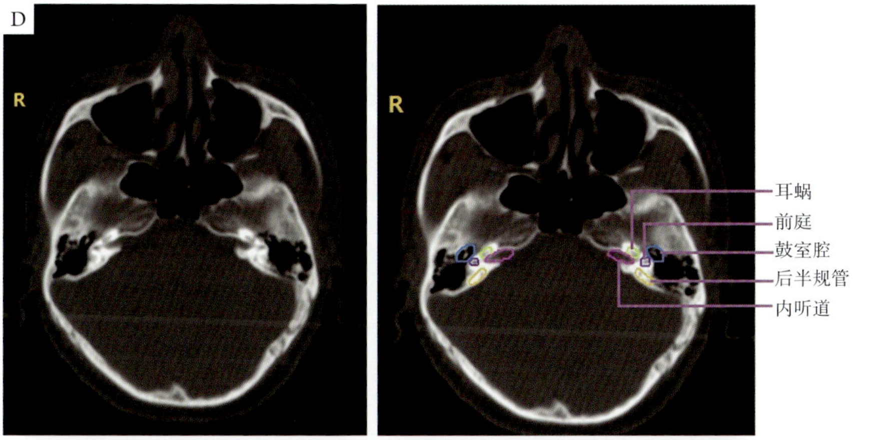
D
R
R
耳蜗
前庭
鼓室腔
后半规管
内听道

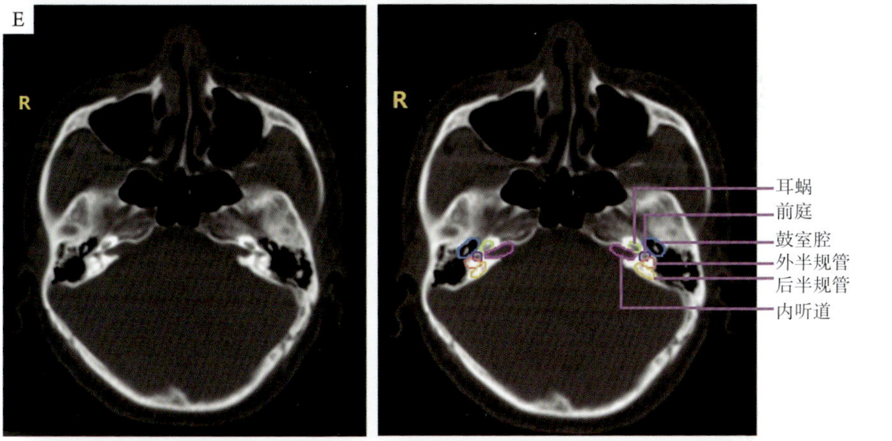
E
R
R
耳蜗
前庭
鼓室腔
外半规管
后半规管
内听道

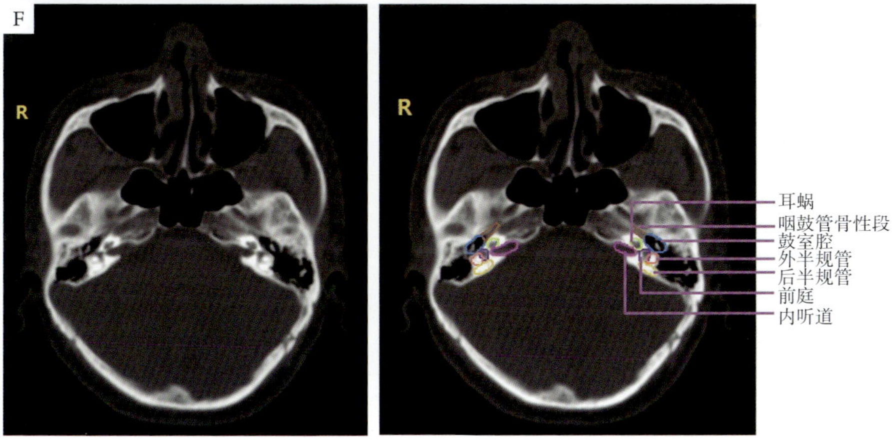
F
R
R
耳蜗
咽鼓管骨性段
鼓室腔
外半规管
后半规管
前庭
内听道

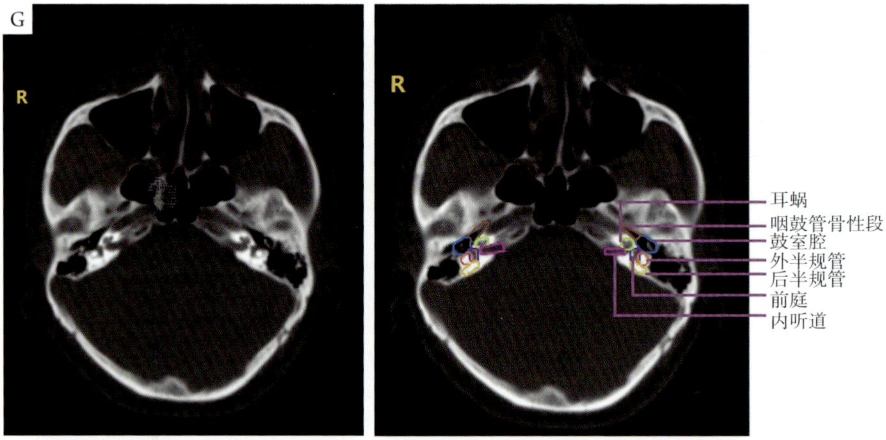
G
R
R
耳蜗
咽鼓管骨性段
鼓室腔
外半规管
后半规管
前庭
内听道

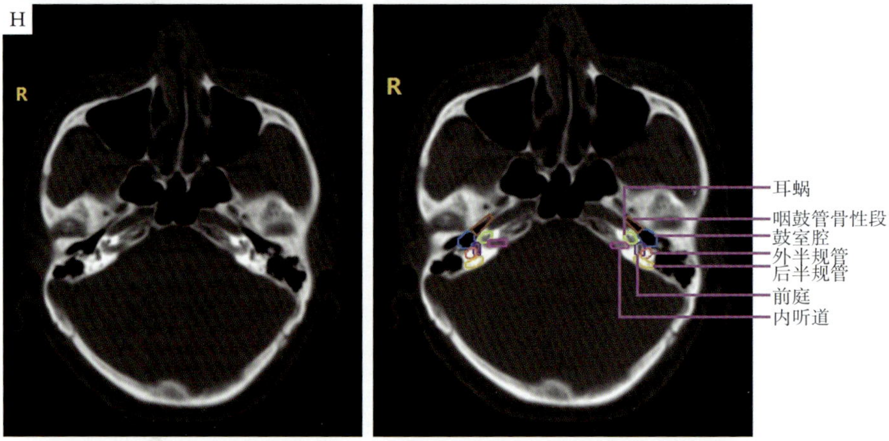
H
R
R
耳蜗
咽鼓管骨性段
鼓室腔
外半规管
后半规管
前庭
内听道

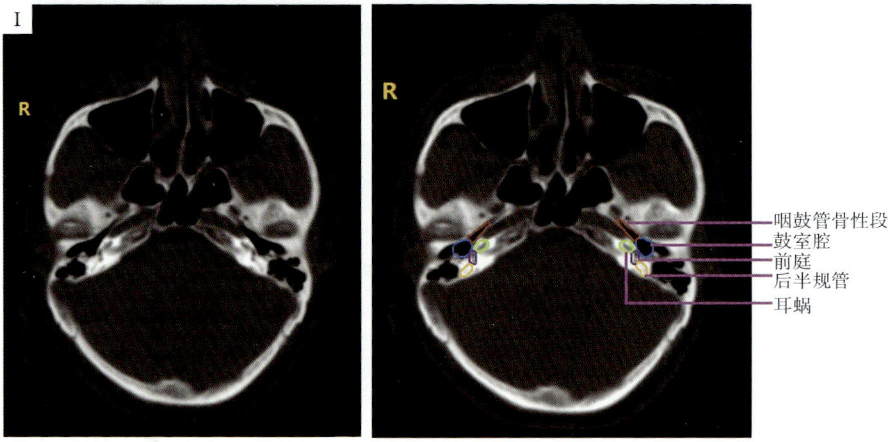
I
R
R
咽鼓管骨性段
鼓室腔
前庭
后半规管
耳蜗

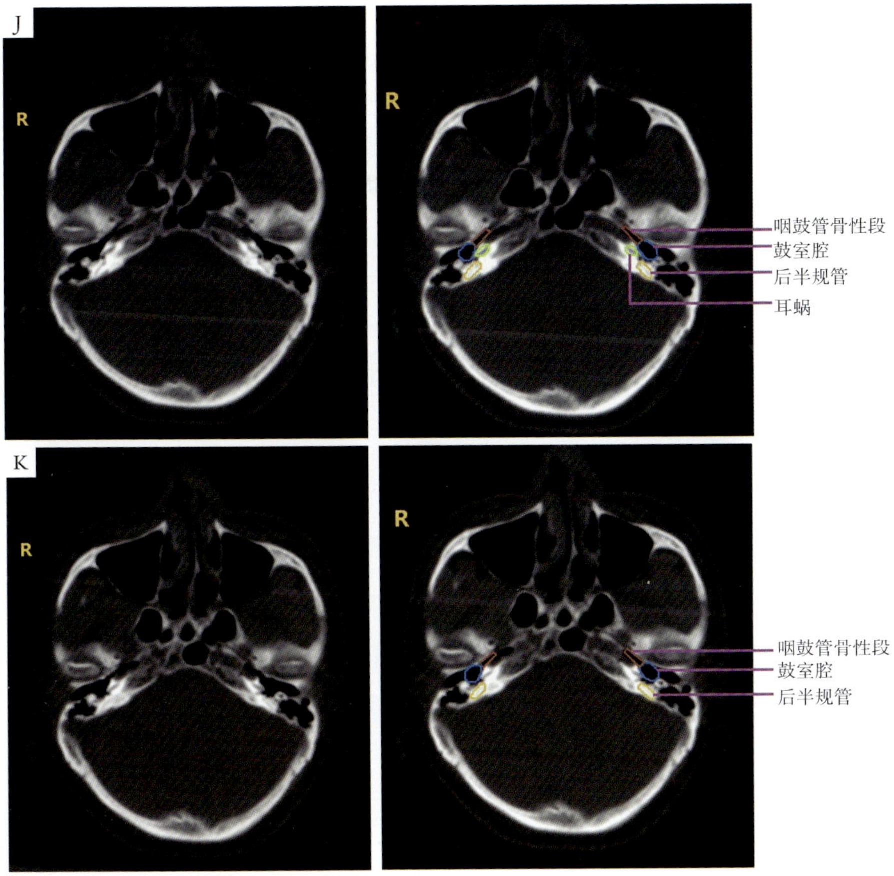

图1　定位CT横断面上听觉器官自上而下勾画示意图

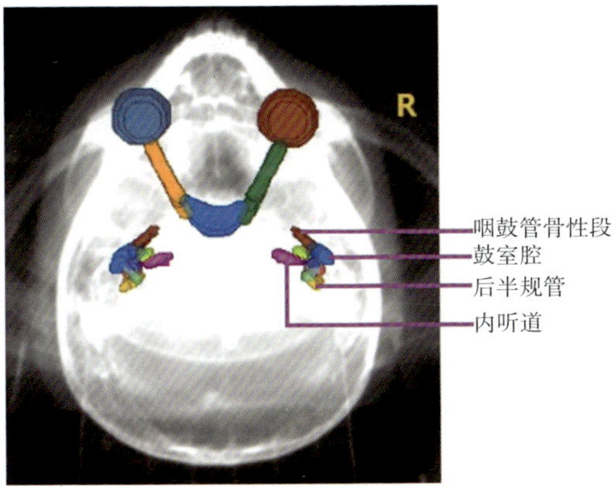

图2　计划系统中勾画后听觉器官三维显示颅顶观

第三十六章　唾液腺、咬颌功能相关肌肉的勾画

勾画说明：

1. 激光定位灯指引下的面模制作有利头位对称，扫描层厚3 mm。

2. 在勾画唾液腺及咬颌功能相关肌肉时建议用软组织窗，以利轮廓显示。

3. 在勾画下颌骨、颞颌关节时选用骨窗轮廓更清楚。

4. 示意图左边图像为勾画前相同层面的CT扫描图像，与其右边的勾画后的CT扫描图像相对应，方便读者比较和识别（图1A~K）。图2为在计划系统中勾画后唾液腺及咬颌功能相关肌肉的三维显示。

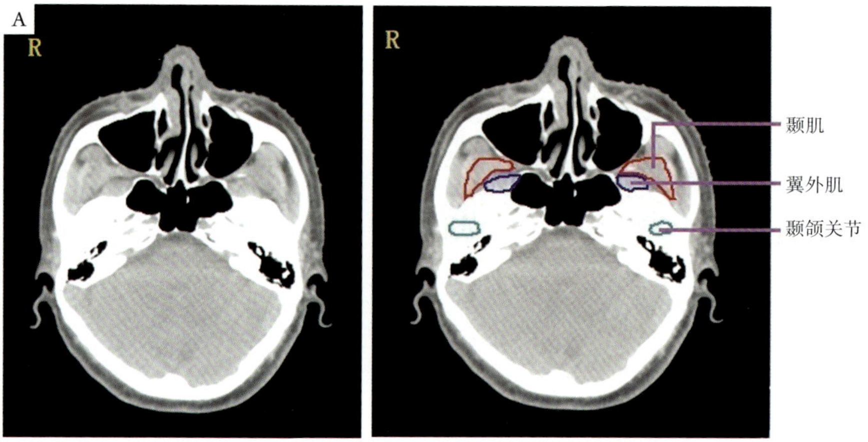

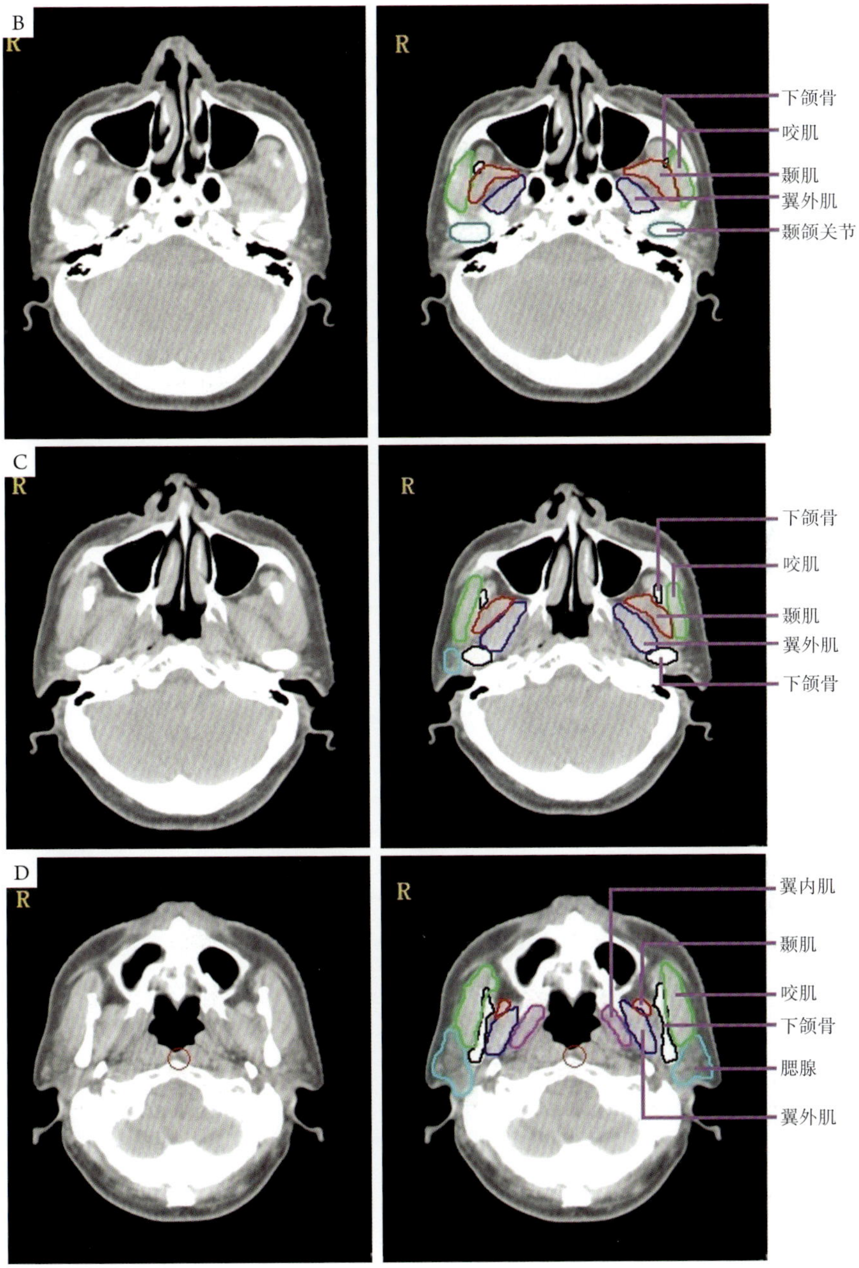
B
R
R
下颌骨
咬肌
颞肌
翼外肌
颞颌关节
C
R
R
下颌骨
咬肌
颞肌
翼外肌
下颌骨
D
R
R
翼内肌
颞肌
咬肌
下颌骨
腮腺
翼外肌

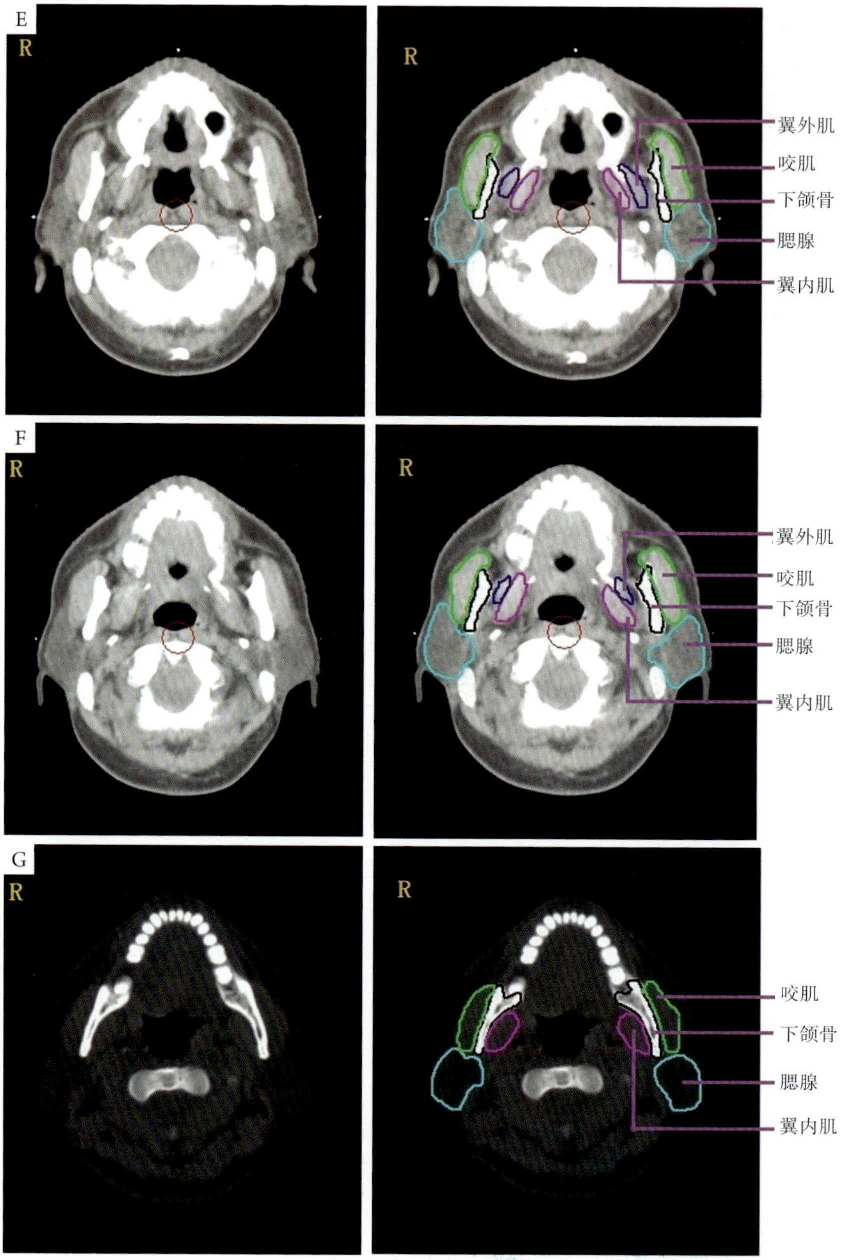
E
R
R
翼外肌
咬肌
下颌骨
腮腺
翼内肌
F
R
R
翼外肌
咬肌
下颌骨
腮腺
翼内肌
G
R
R
咬肌
下颌骨
腮腺
翼内肌

H

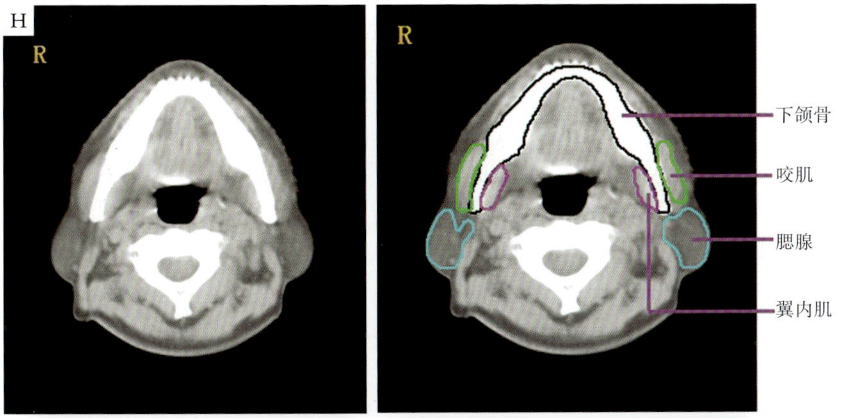

I

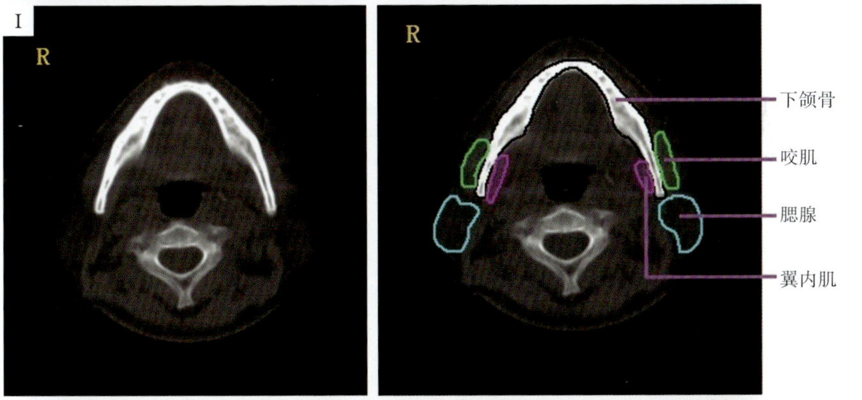

J

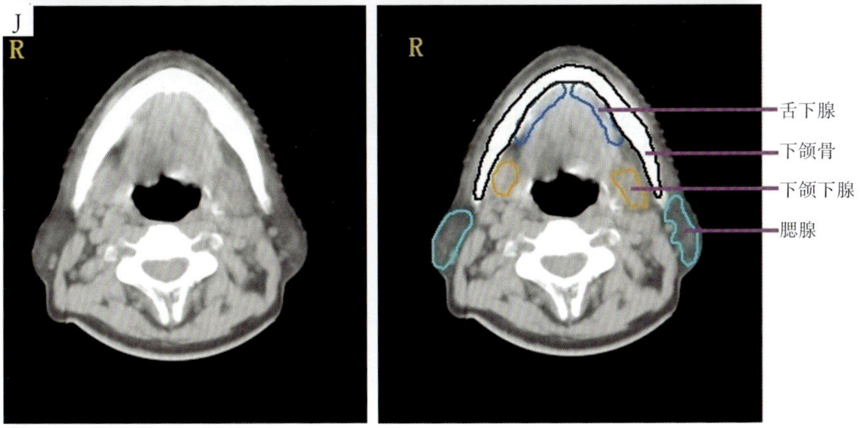

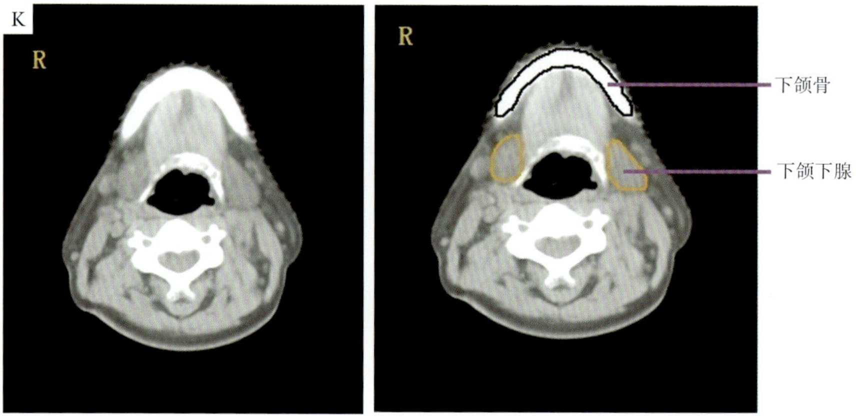

图1　定位CT横断面上唾液腺及咬颌功能相关肌肉自上而下勾画示意图

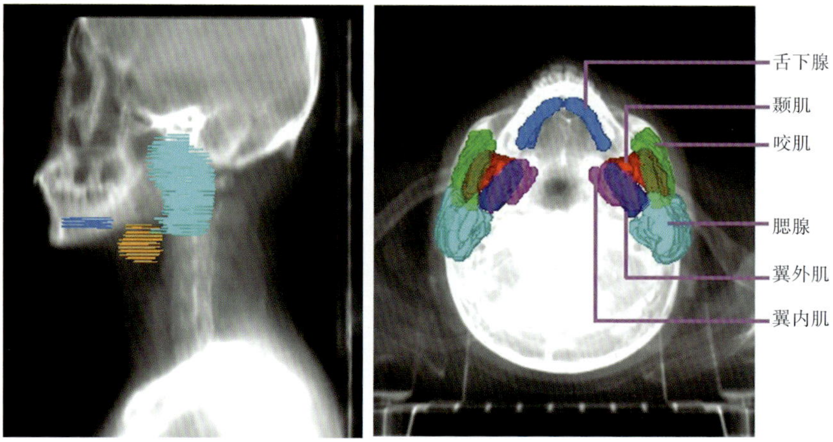

图2　计划系统中勾画后大唾液腺及咬颌功能相关肌肉三维显示侧位观及颅顶观

第三十七章　咽缩肌的勾画

勾画说明：

1. 激光定位灯指引下的面模制作有利头位对称；定位CT扫描层厚3 mm。

2. 由于上、中、下咽缩肌呈后上前下的肌束方向，且它们的排列是自下向上呈覆瓦状叠盖，因此勾画显示的上、中、下咽缩肌水平是大致水平，可能在同一水平同时存在两段咽缩肌的情况。

3. 咽后壁从前向后依次为黏膜、咽缩肌（上、中、下咽缩肌）、颈长肌和头长肌，在勾画咽缩肌时与黏膜层不作细分。

4. 示意图左边图像为勾画前相同层面的CT扫描图像，与其右边的勾画后的CT扫描图像相对应，方便读者比较和识别（图1A~K）。图2为在计划系统中勾画后咽缩肌正侧位三维重建图像。

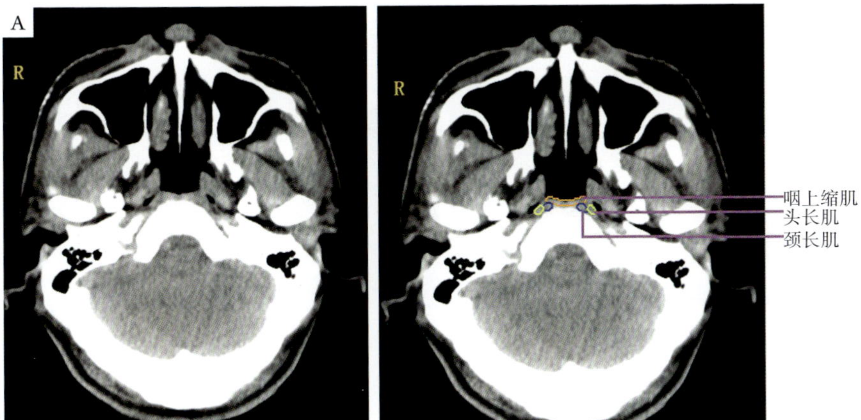

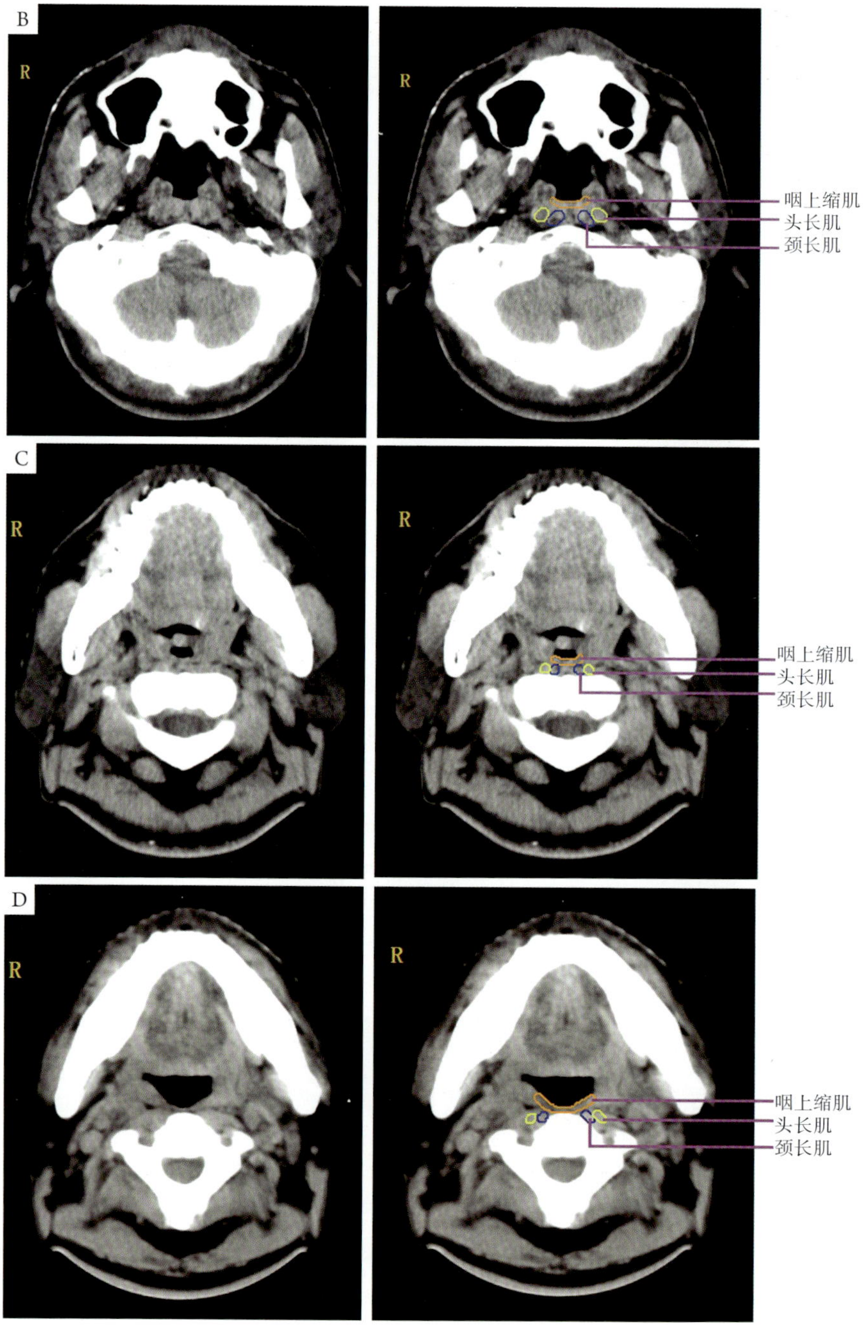
B
R
R
咽上缩肌
头长肌
颈长肌
C
R
R
咽上缩肌
头长肌
颈长肌
D
R
R
咽上缩肌
头长肌
颈长肌

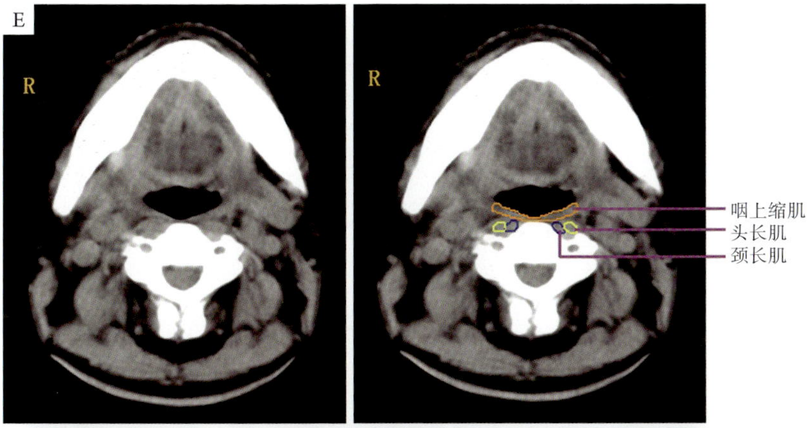
E
R
R
咽上缩肌
头长肌
颈长肌

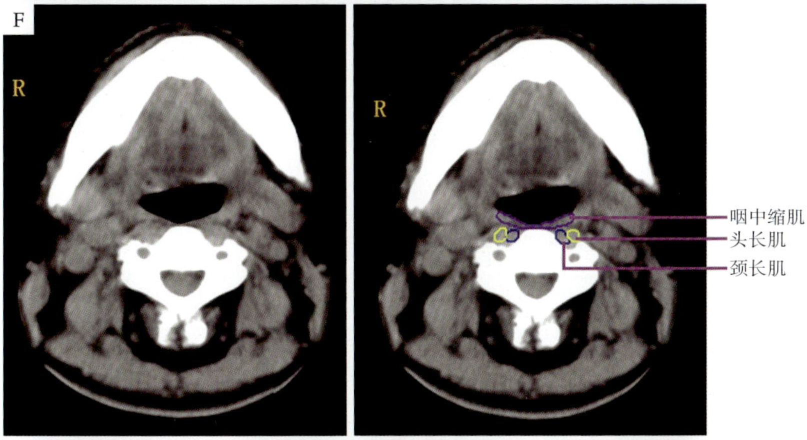
F
R
R
咽中缩肌
头长肌
颈长肌

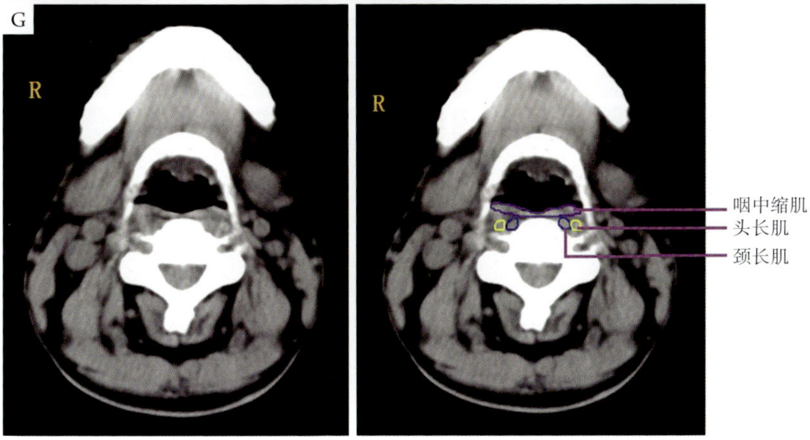
G
R
R
咽中缩肌
头长肌
颈长肌

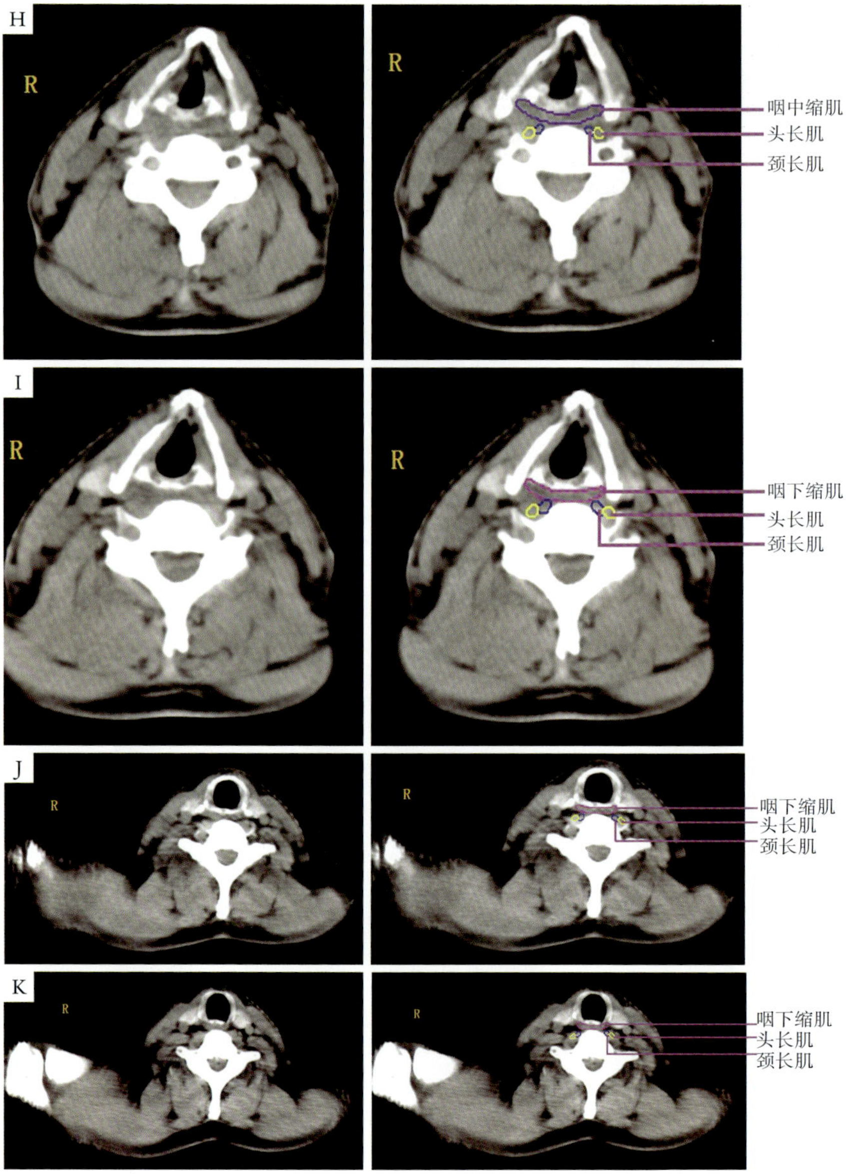

图1　定位CT横断面上咽缩肌、颈长肌和头长肌自上而下勾画示意图

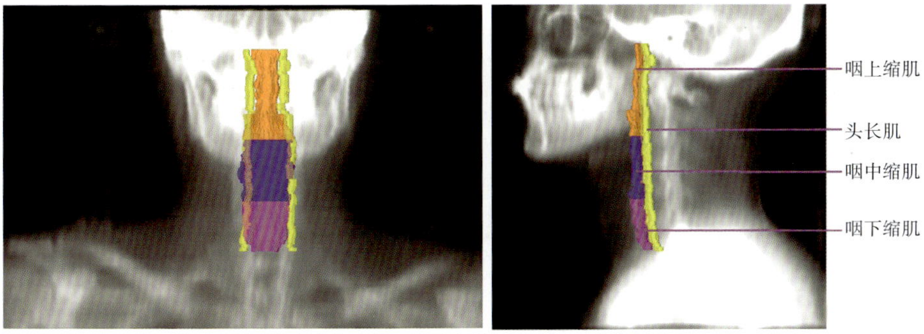

图2　计划系统中勾画后咽缩肌正侧位三维显示

第三十八章　臂丛神经的勾画

勾画说明：

1. 增强CT扫描有助分辨血管结构。

2. 勾画时首先定位C_4~C_5神经孔神经根部位，并在此水平确定前、中斜角肌。

3. 在前、中斜角肌之间的间隙为臂丛神经行程，顺此向下勾画，逐渐向外侧移行。

4. 勾画臂丛神经直至主动脉弓显现水平。

5. 示意图左边图像为勾画前的CT扫描图像，与其右边的勾画后的CT扫描图像相对应，方便读者比较和识别(图1A~L)。图2为在计划系统中勾画后臂丛神经正位三维重建图像。

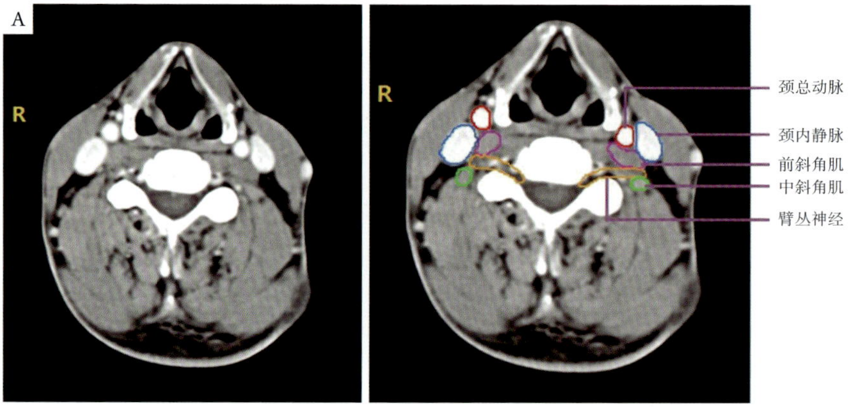

B

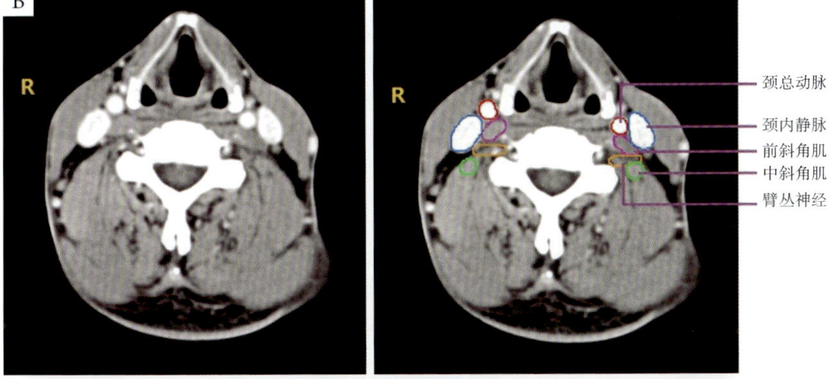
R
R
颈总动脉
颈内静脉
前斜角肌
中斜角肌
臂丛神经

C

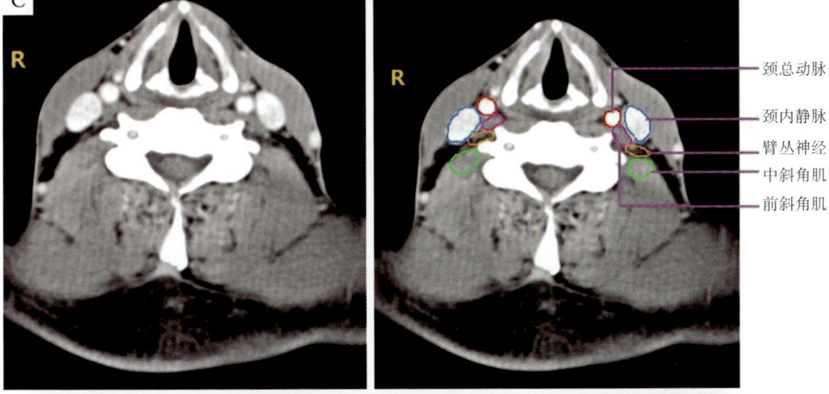
R
R
颈总动脉
颈内静脉
臂丛神经
中斜角肌
前斜角肌

D

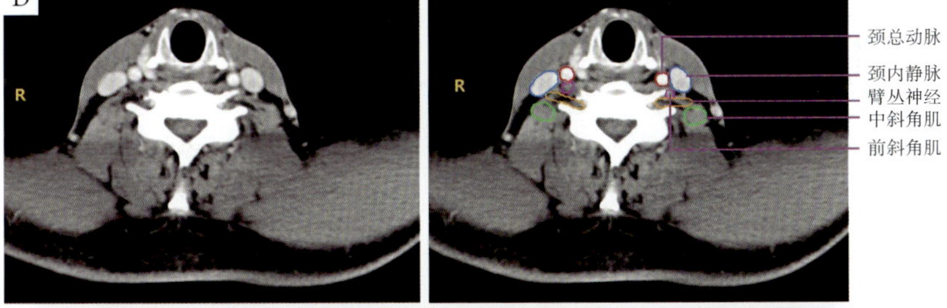
R
R
颈总动脉
颈内静脉
臂丛神经
中斜角肌
前斜角肌

E

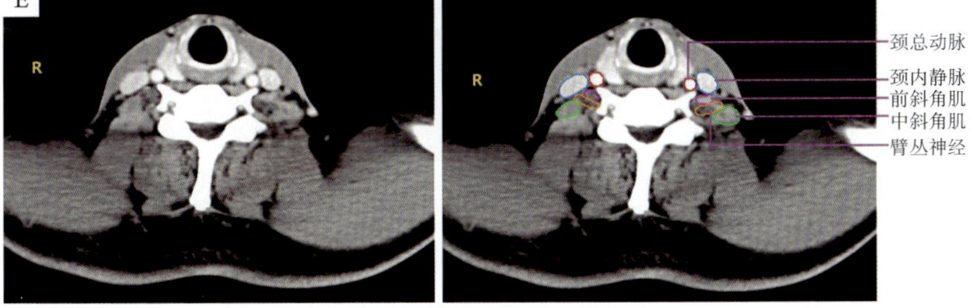
R
R
颈总动脉
颈内静脉
前斜角肌
中斜角肌
臂丛神经

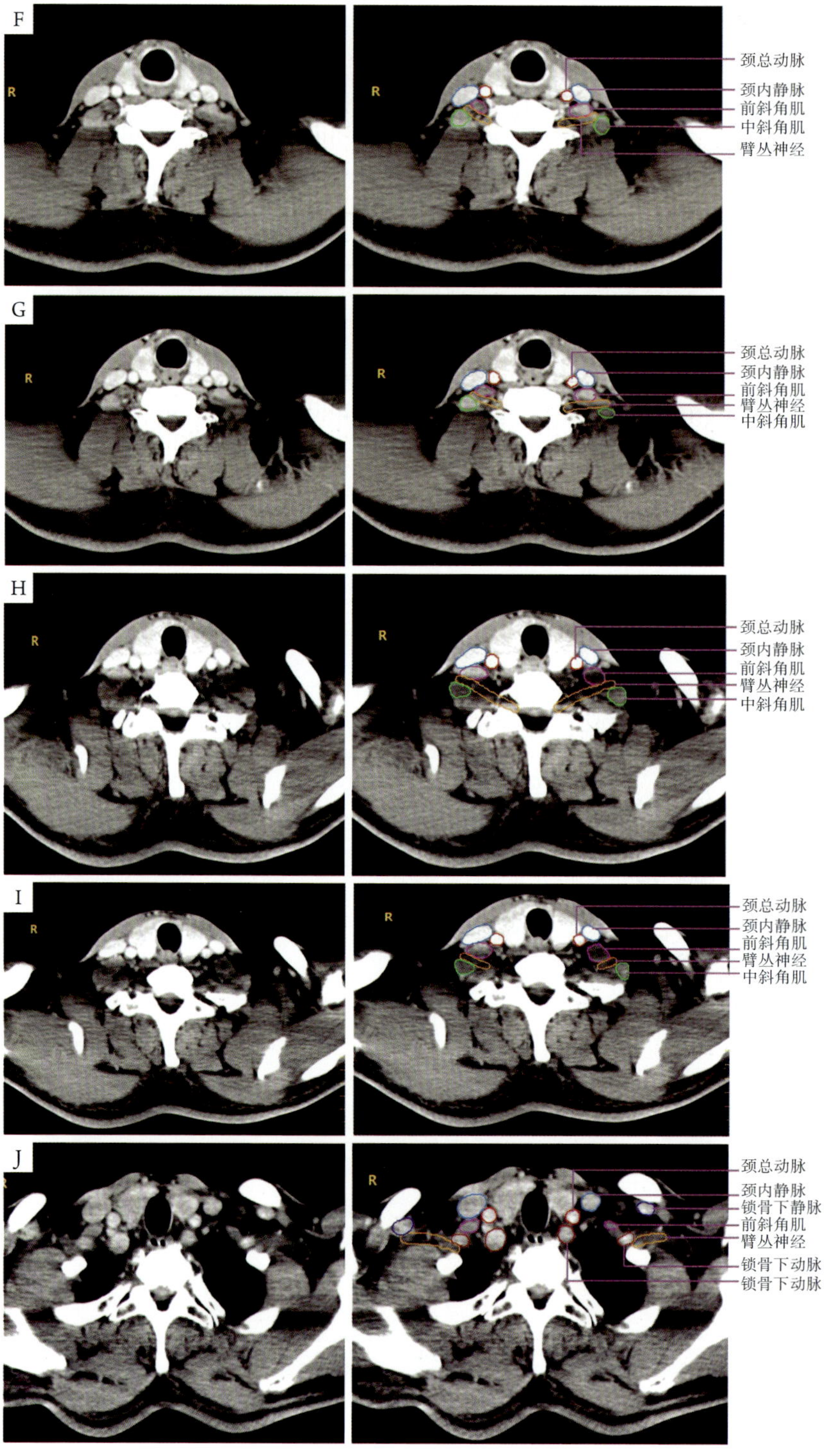
F
R
颈总动脉
颈内静脉
前斜角肌
中斜角肌
臂丛神经
G
R
颈总动脉
颈内静脉
前斜角肌
臂丛神经
中斜角肌
H
R
颈总动脉
颈内静脉
前斜角肌
臂丛神经
中斜角肌
I
R
颈总动脉
颈内静脉
前斜角肌
臂丛神经
中斜角肌
J
R
颈总动脉
颈内静脉
锁骨下静脉
前斜角肌
臂丛神经
锁骨下动脉
锁骨下动脉

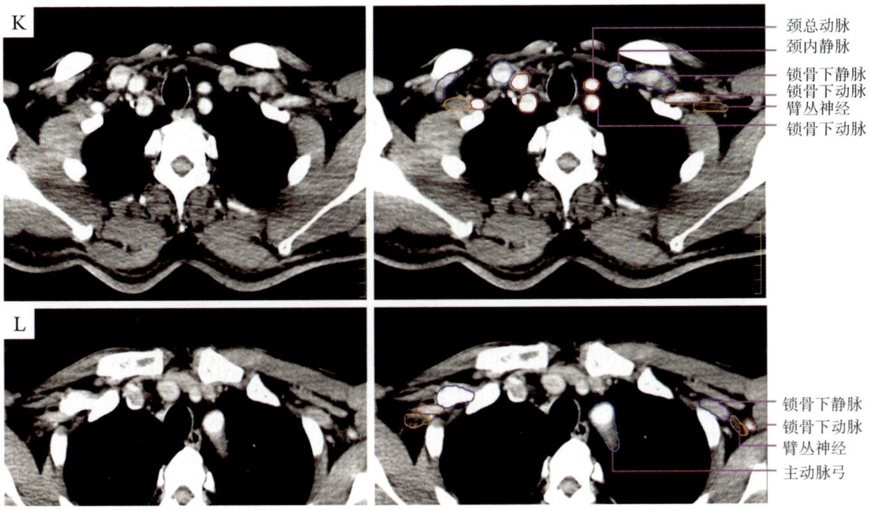

图1　定位CT横断面上臂丛神经及其毗邻血管自上而下勾画示意图

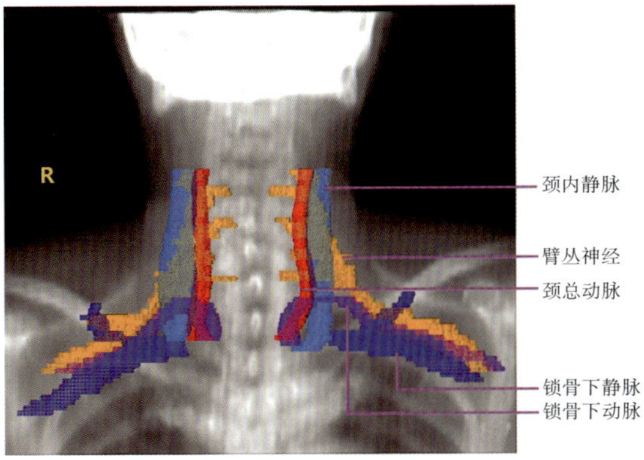

图2　计划系统中勾画后臂丛神经及其毗邻血管正位三维显示

第三十九章　喉和甲状腺的勾画

勾画说明：

1. 激光定位灯指引下的面模制作有利头位对称；定位CT薄层扫描以显示喉部及甲状腺结构：声带层面：扫描层厚3 mm，重建1mm或扫描层厚1 mm 。

2.喉及甲状腺器官勾画时，选择软组织窗，并通过调整窗宽和窗位显示结构。

3. 甲状腺是人体内最大的内分泌腺，其位于中下颈部、甲状软骨下方、气管的两旁上达甲状软骨中部，下抵第6气管软骨环。

4. 咽后壁从前向后依次为黏膜、咽缩肌(上、中、下咽缩肌)、颈长肌和头长肌。

5. 本勾画示意图左边图像为勾画前的CT扫描图像，与其右边的勾画后的CT扫描图像相对应，方便读者比较和识别(图1A~E)。图2为在计划系统中勾画后喉及甲状腺正位三维重建图像。

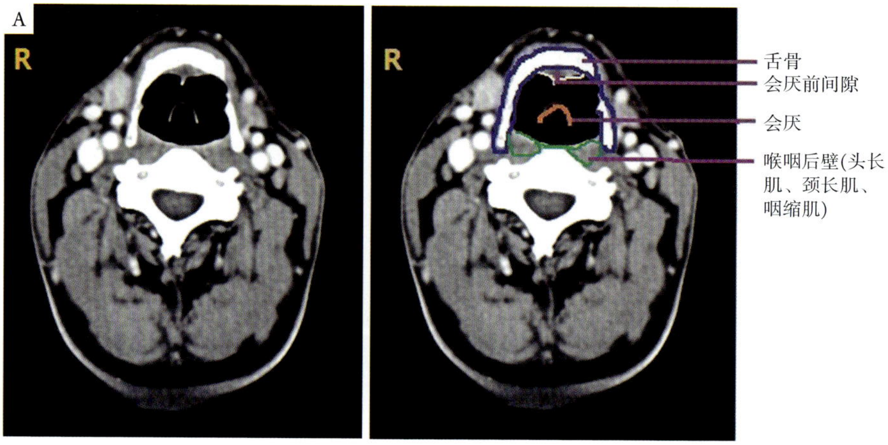

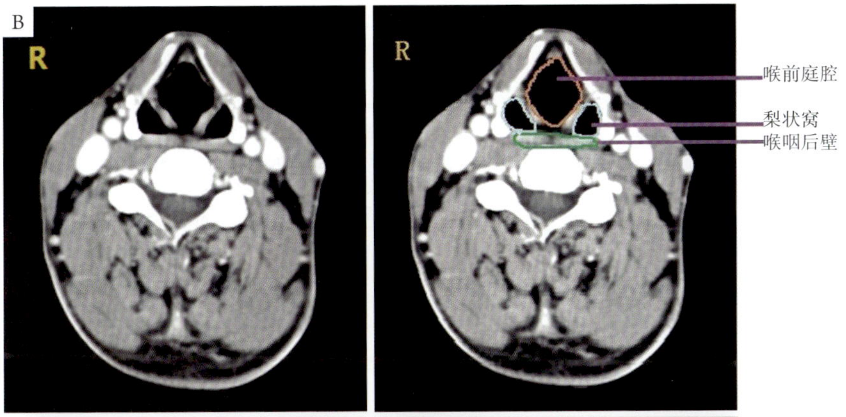
B
R
R
喉前庭腔
梨状窝
喉咽后壁

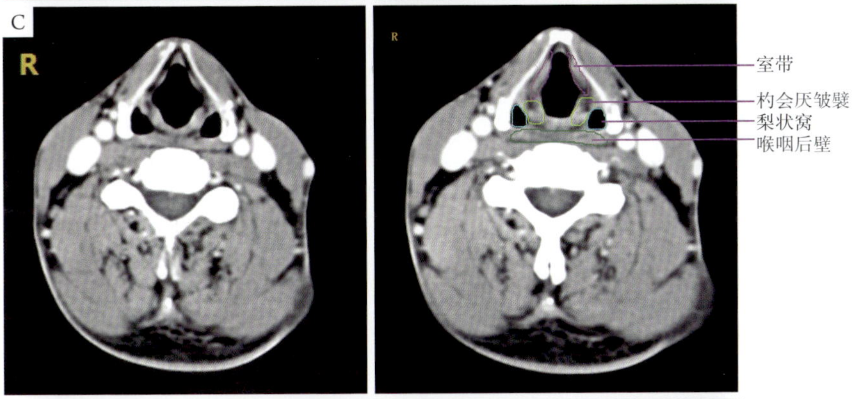
C
R
室带
杓会厌皱襞
梨状窝
喉咽后壁

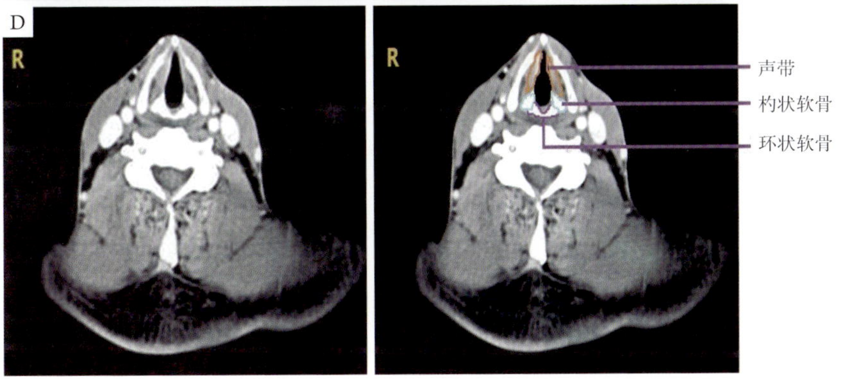
D
R
R
声带
杓状软骨
环状软骨

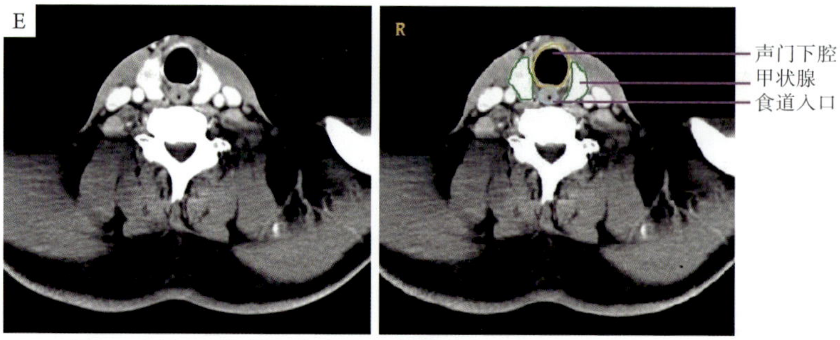

图1　定位CT横断面上喉及甲状腺自上而下勾画示意图

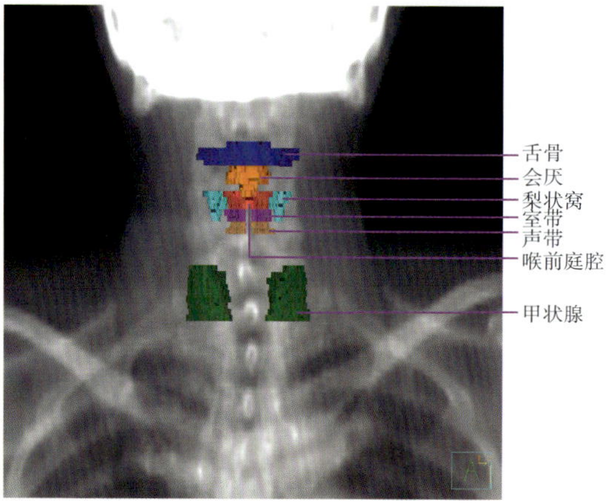

图2　计划系统中甲状腺、喉部及其毗邻器官正位三维显示

第四十章　颈淋巴结分区的勾画

勾画说明：

1. 激光定位灯指引下的面模制作有利头位对称；扫描层厚3 mm。

2. 选择软组织窗勾画，并通过调整窗宽和窗位显示结构。

3. 增强CT扫描可帮助辨别颈部血管和淋巴结。

4. rpn为右侧肿大咽后淋巴结；三维图中Ⅷ区、Ⅸ区、Ⅵb区因被覆盖未予标注。

5. 示意图左边图像为勾画前相同层面的CT扫描图像，与其右边的勾画后的CT扫描图像相对应，方便读者比较和识别(图1A~K）。图2为计划系统中勾画后颈部淋巴结分区正位三维重建图像。

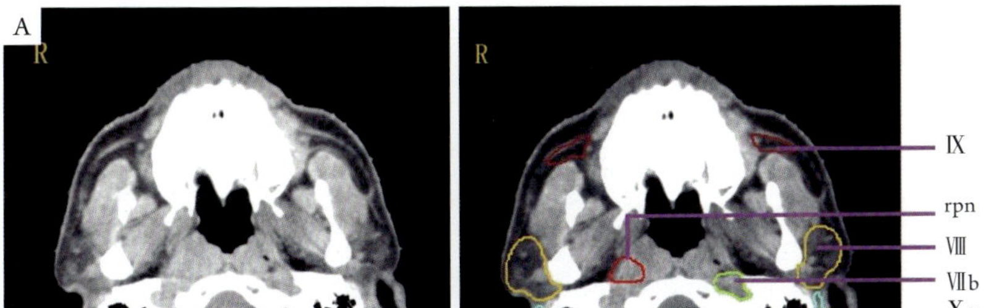

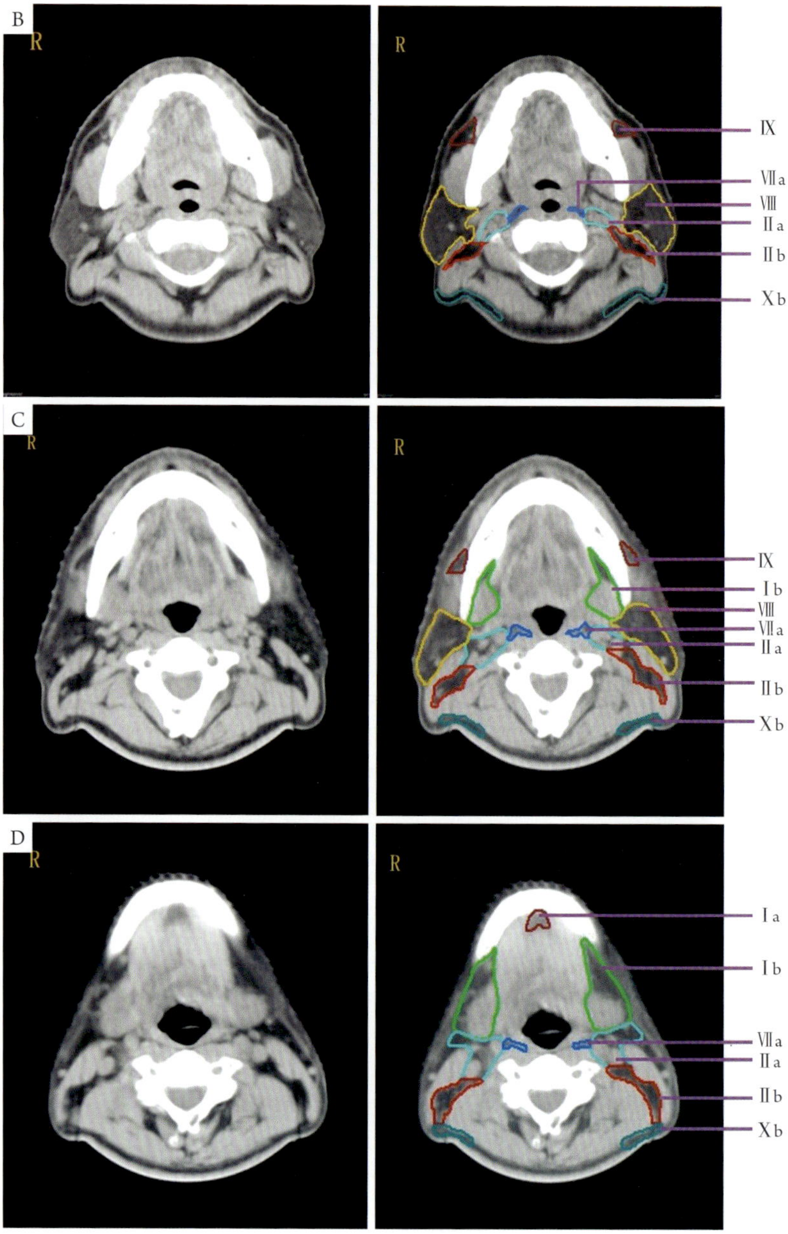
B
R
R
Ⅸ
Ⅶa
Ⅷ
Ⅱa
Ⅱb
Ⅹb
C
R
R
Ⅸ
Ⅰb
Ⅷ
Ⅶa
Ⅱa
Ⅱb
Ⅹb
D
R
R
Ⅰa
Ⅰb
Ⅶa
Ⅱa
Ⅱb
Ⅹb

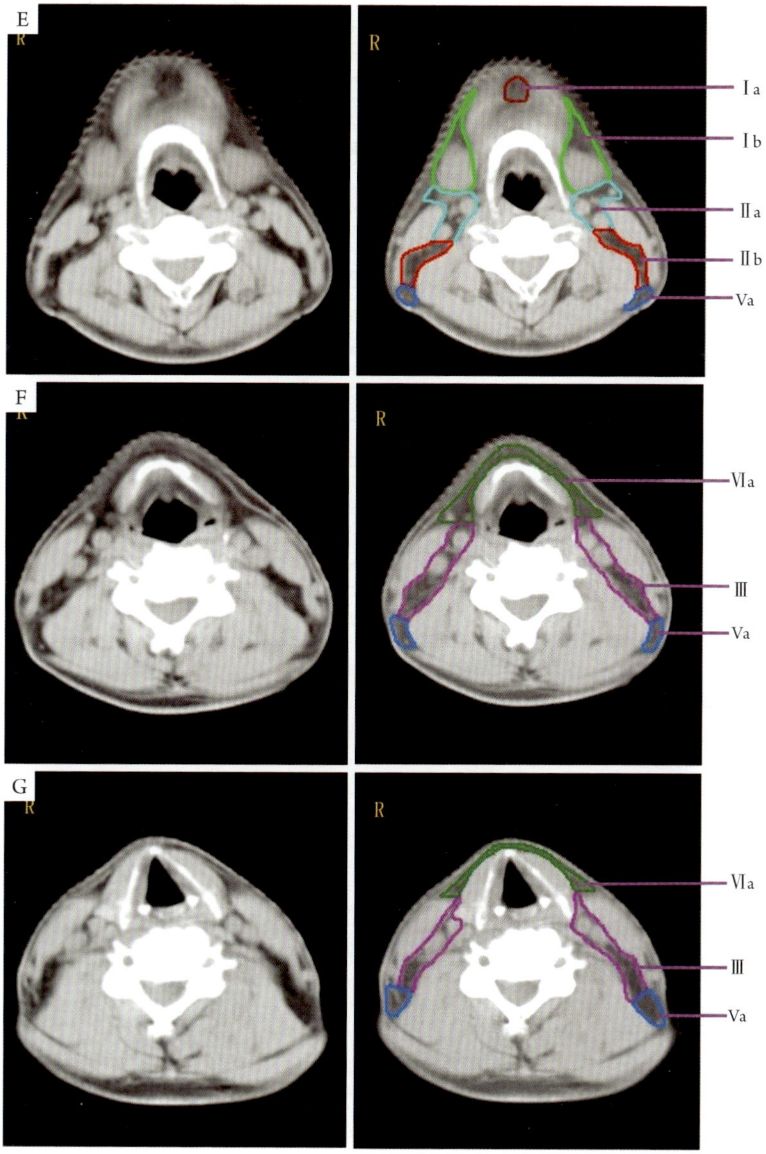
E
R
Ⅰa
Ⅰb
Ⅱa
Ⅱb
Ⅴa
F
R
Ⅵa
Ⅲ
Ⅴa
G
R
Ⅵa
Ⅲ
Ⅴa

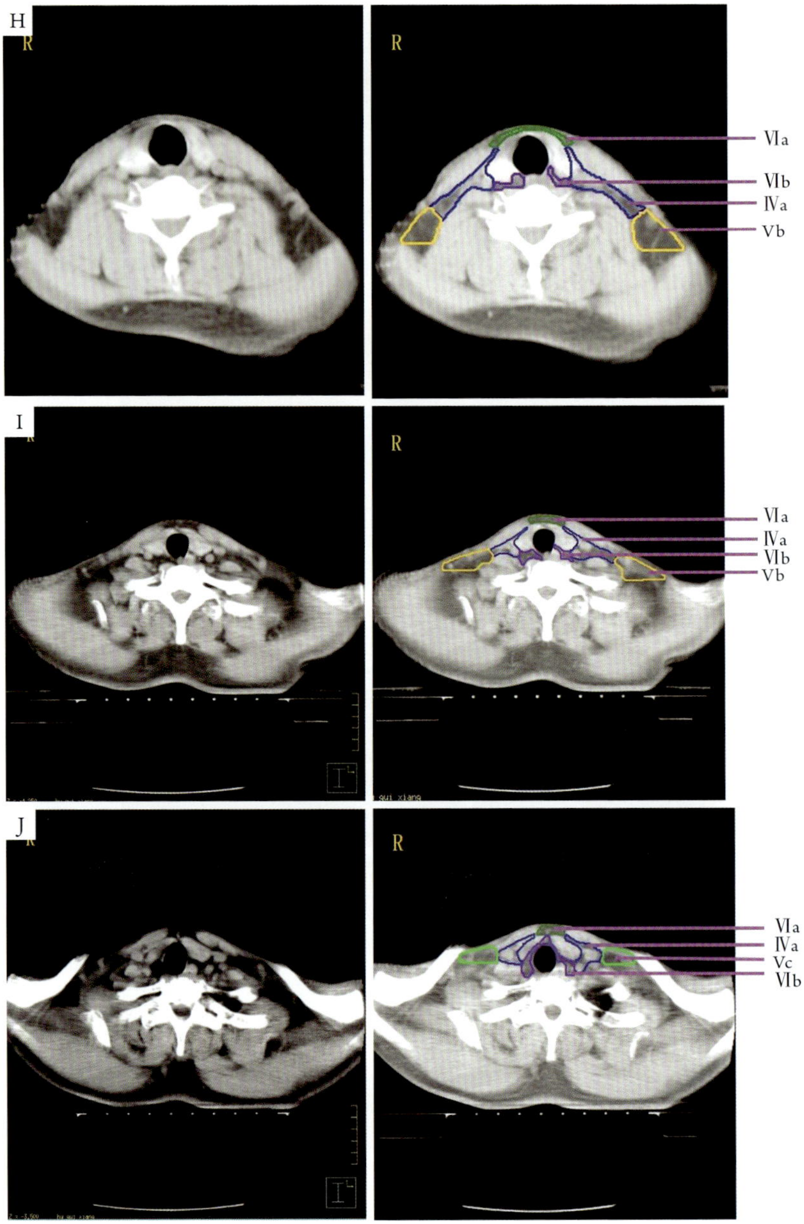
H
R
Ⅵa
Ⅵb
Ⅳa
Ⅴb
I
R
Ⅵa
Ⅳa
Ⅵb
Ⅴb
J
R
Ⅵa
Ⅳa
Ⅴc
Ⅵb

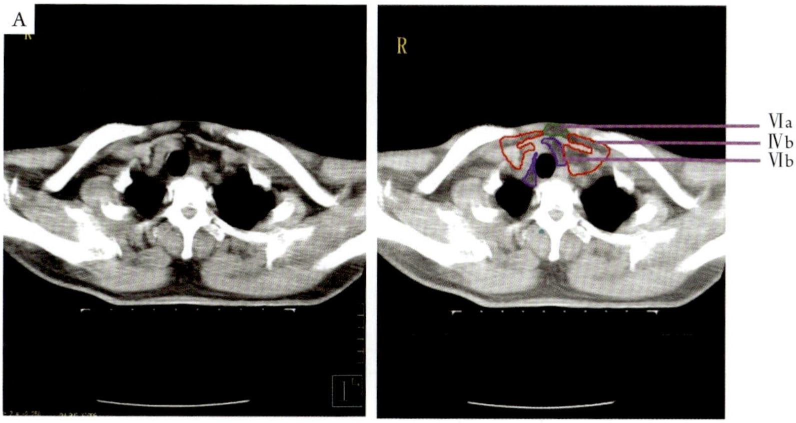

图1　定位CT横断面上颈部淋巴结分区自上而下勾画示意图

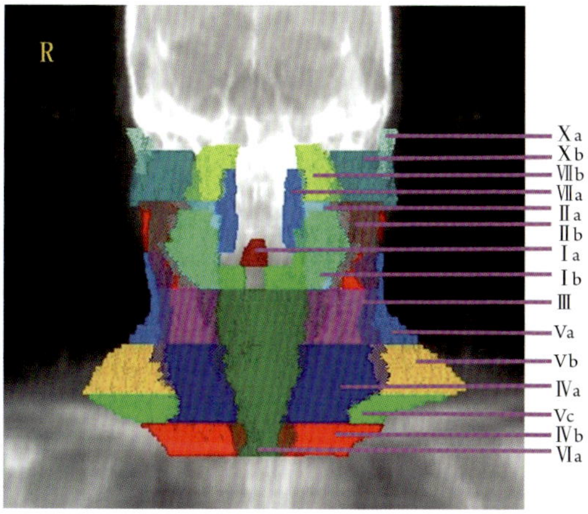

图2　计划系统中勾画后颈部淋巴结分区正位三维显示

第四十一章　颈部肌群的勾画

勾画说明：

1. 激光定位灯指引下的面模制作有利头位对称；扫描层厚3 mm。

2. 颈部肌群勾画时，选择软组织窗，并通过调整窗宽和窗位显示肌肉结构。

3. 示意图左边图像为勾画前相同层面的CT扫描图像，与其右边的勾画后的CT扫描图像相对应，方便读者比较和识别(图1A~H)。

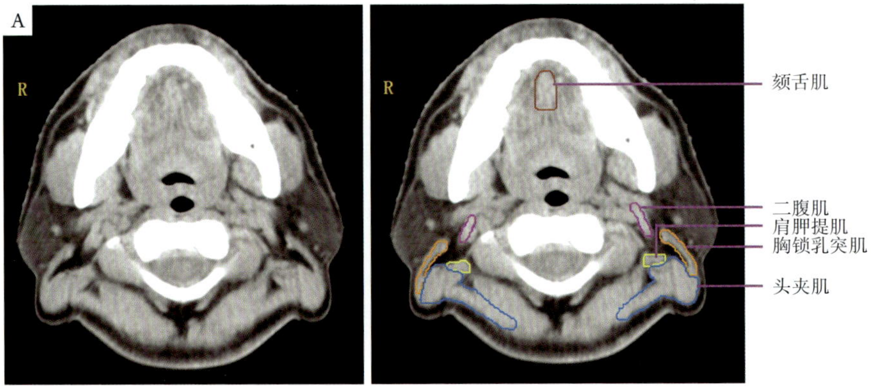

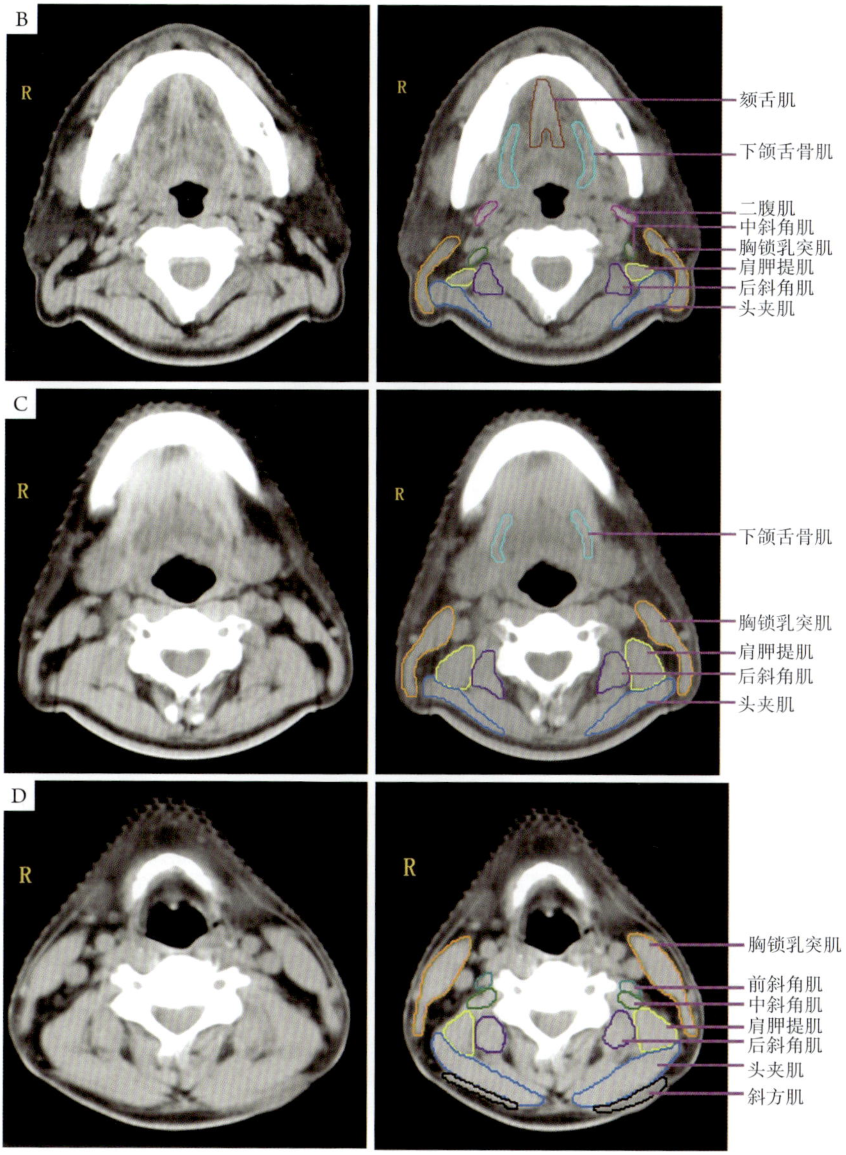
B
R
R
颏舌肌
下颌舌骨肌
二腹肌
中斜角肌
胸锁乳突肌
肩胛提肌
后斜角肌
头夹肌
C
R
R
下颌舌骨肌
胸锁乳突肌
肩胛提肌
后斜角肌
头夹肌
D
R
R
胸锁乳突肌
前斜角肌
中斜角肌
肩胛提肌
后斜角肌
头夹肌
斜方肌

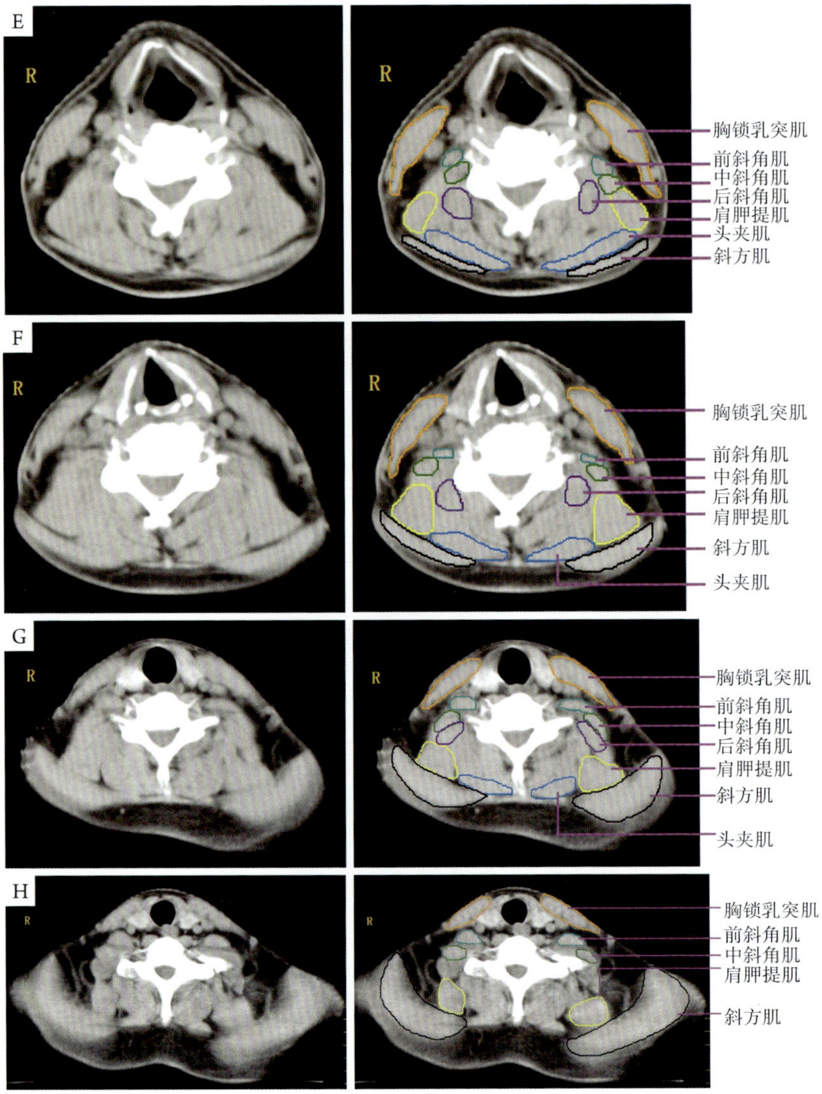

图1　定位CT横断面上颈部肌群自上而下勾画示意图

第四十二章　咽鼓管开放肌肉的勾画

勾画说明：

1. 激光定位灯指引下的面模制作有利头位对称；定位CT扫描层厚3 mm。

2. 腭帆张肌在外侧，腭帆提肌在内侧，两者之间为咽鼓管。

3. 示意图左边图像为勾画前相同层面的CT扫描图像，与其右边的勾画后的CT扫描图像相对应，方便读者比较和识别(图1A~F)。图2为在计划系统中勾画后咽鼓管开放肌肉三维重建图像。

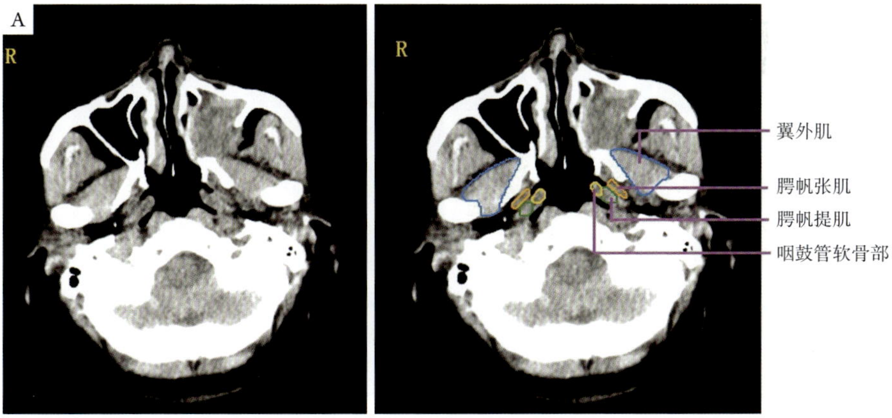

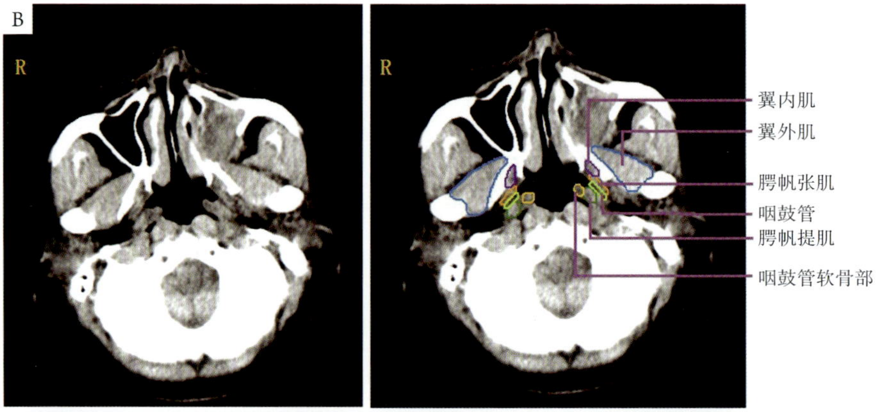
B
R
R
翼内肌
翼外肌
腭帆张肌
咽鼓管
腭帆提肌
咽鼓管软骨部

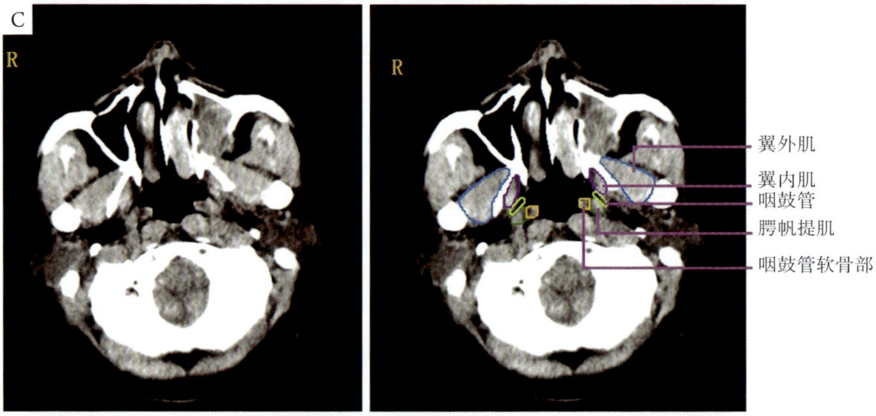
C
R
R
翼外肌
翼内肌
咽鼓管
腭帆提肌
咽鼓管软骨部

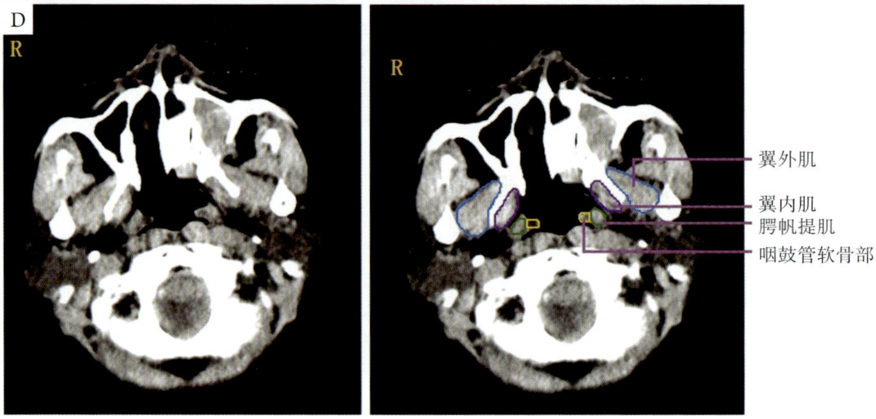
D
R
R
翼外肌
翼内肌
腭帆提肌
咽鼓管软骨部

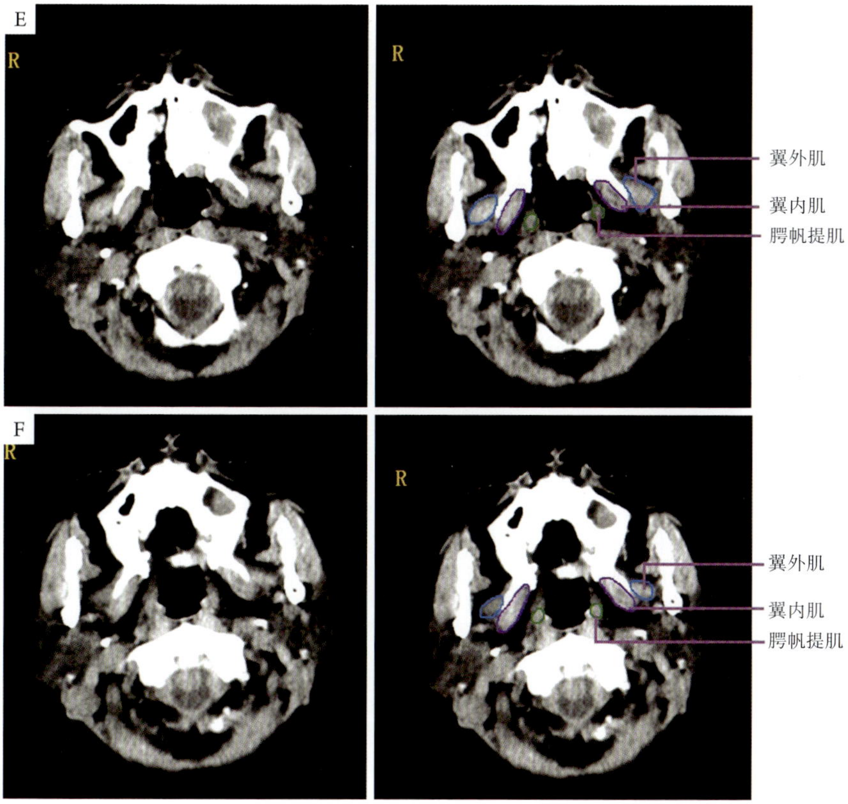

图1　定位CT横断面上咽鼓管开放肌肉自上而下勾画示意图

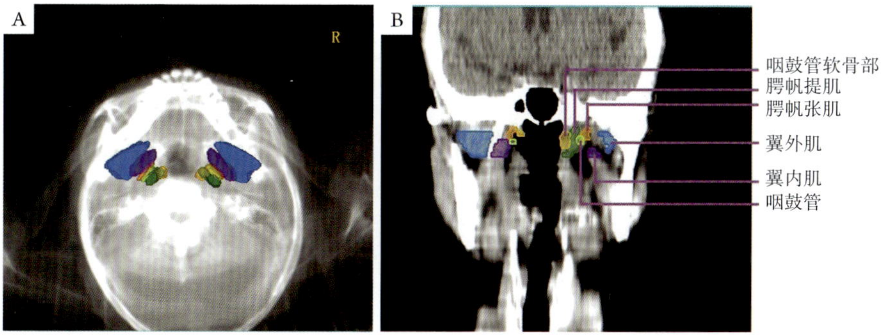

图2　计划系统中勾画后咽鼓管开放肌肉三维显示颅顶观及冠状面观

第四十三章　后组颅神经的勾画

勾画说明：

1. 激光定位灯指引下的面模制作有利头位对称；定位CT扫描层厚3 mm。

2. 颅底神经孔道勾画时选择骨窗，并通过调整窗宽和窗位显示结构。

3. 后组颅神经(舌咽神经、迷走神经、副神经、舌下神经)发源于延髓。前三对通过颈静脉孔出颅，后一对通过舌下神经管出颅。

4. 舌咽神经区域位于颈静脉孔的神经部，舌咽神经与迷走神经、副神经一起由颈静脉孔出颅，出颅后先在颈内动、静脉间下降，继而弓形向前，分布于舌及咽部。

5. 迷走神经区域位于颈静脉孔的血管部，迷走神经在舌咽神经偏后方也经颈静脉孔出颅，出颅后在颈部下行于颈动脉鞘内，位于颈内静脉与颈内动脉(或颈总动脉)之间的后内侧，下行至颈根部，负责咽缩肌、软腭的肌肉运动和平滑肌、心肌、腺体的内脏活动，以及头颈、胸、腹一些器官的感觉。

6. 副神经区域也位于颈静脉孔的血管部，副神经由颅内根和脊髓根两部分组成。颅内根：起自延髓，经颈静脉孔出颅，加入迷走神经，支配咽喉部肌肉；脊髓根：起自颈脊髓的副神经核经枕骨大孔入颅，与颅内根合并再经颈静脉孔出颅支配胸锁乳突肌、斜方肌。

7. 舌下神经经舌下神经管出颅下行于颈内动、静脉之间支配全部舌内肌以及大部分舌外肌。

8. 神经在颈部软组织中的穿行路线均以区域标示。

9. 示意图左边图像为勾画前相同层面的CT扫描图像，与其右边的勾画后的CT扫描图像相对应，方便读者比较和识别(图1A~M)。图2为在计划系统中勾画后后组颅神经区域正位三维重建图像。

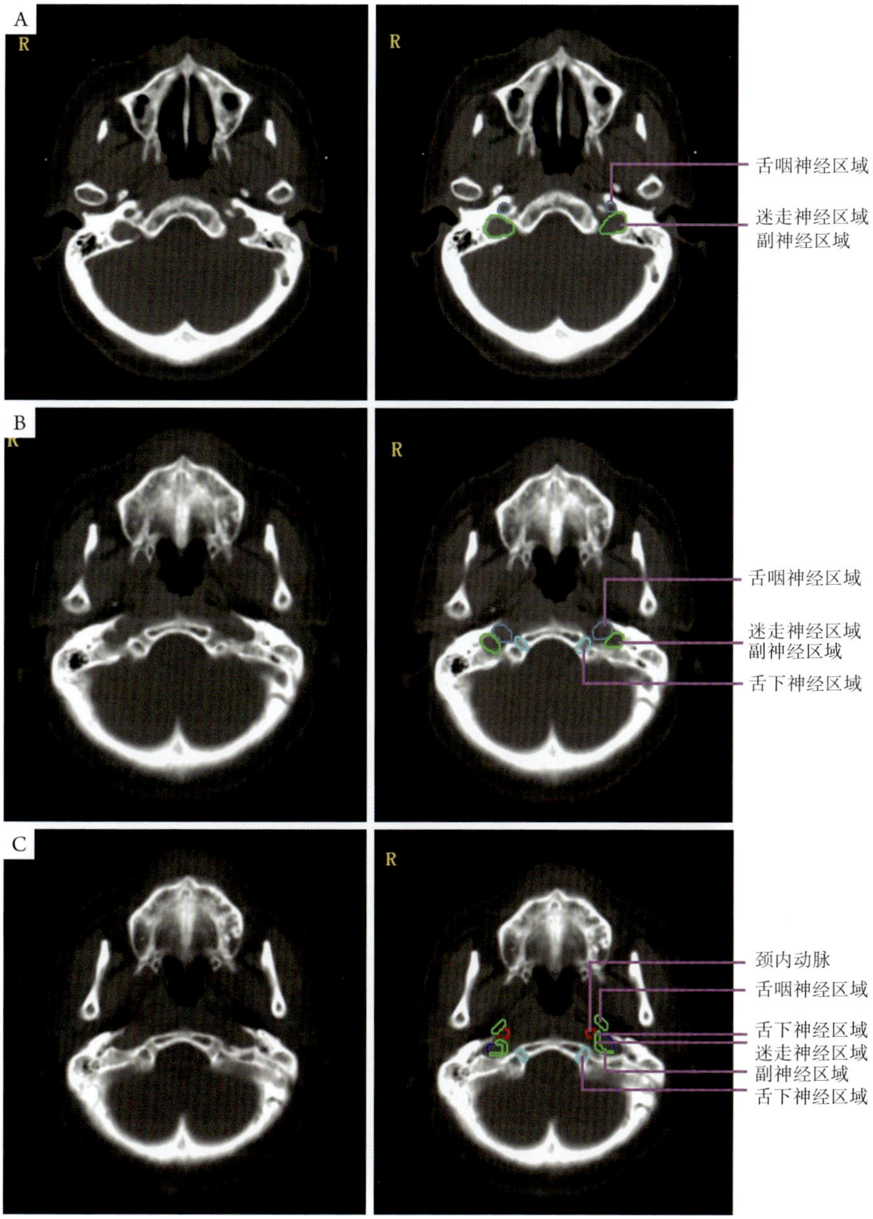
A
R
R
舌咽神经区域
迷走神经区域
副神经区域
B
R
舌咽神经区域
迷走神经区域
副神经区域
舌下神经区域
C
R
颈内动脉
舌咽神经区域
舌下神经区域
迷走神经区域
副神经区域
舌下神经区域

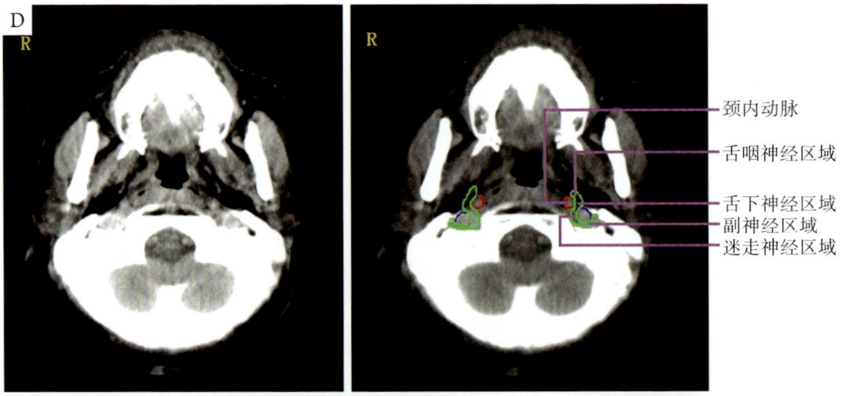
D
R
R
颈内动脉
舌咽神经区域
舌下神经区域
副神经区域
迷走神经区域

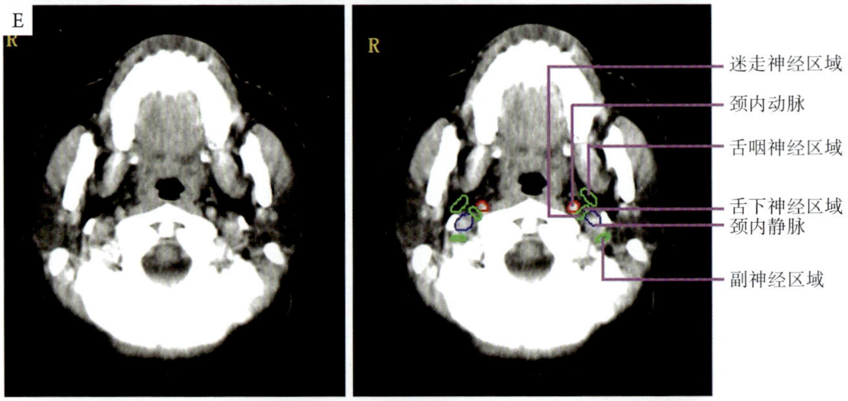
E
R
R
迷走神经区域
颈内动脉
舌咽神经区域
舌下神经区域
颈内静脉
副神经区域

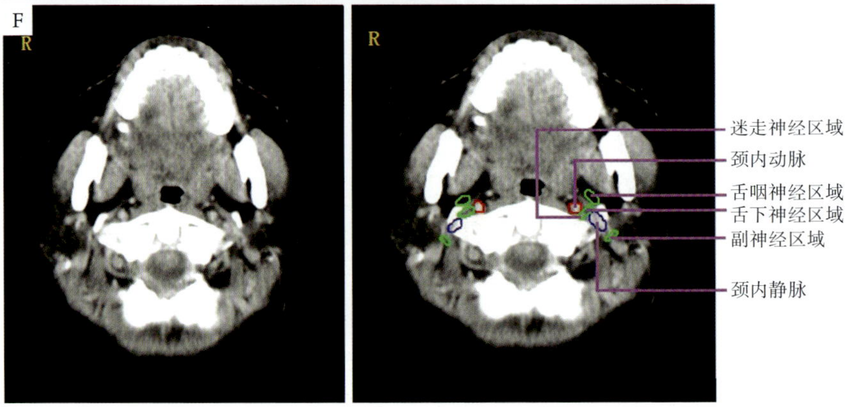
F
R
R
迷走神经区域
颈内动脉
舌咽神经区域
舌下神经区域
副神经区域
颈内静脉

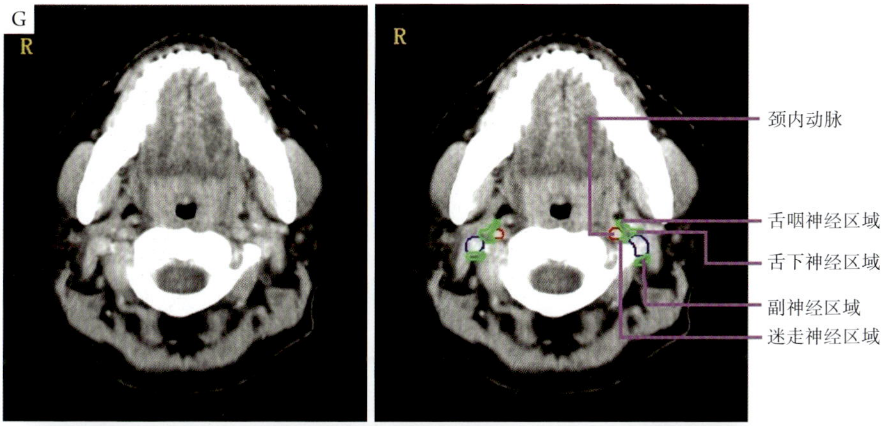
G
R
R
颈内动脉
舌咽神经区域
舌下神经区域
副神经区域
迷走神经区域

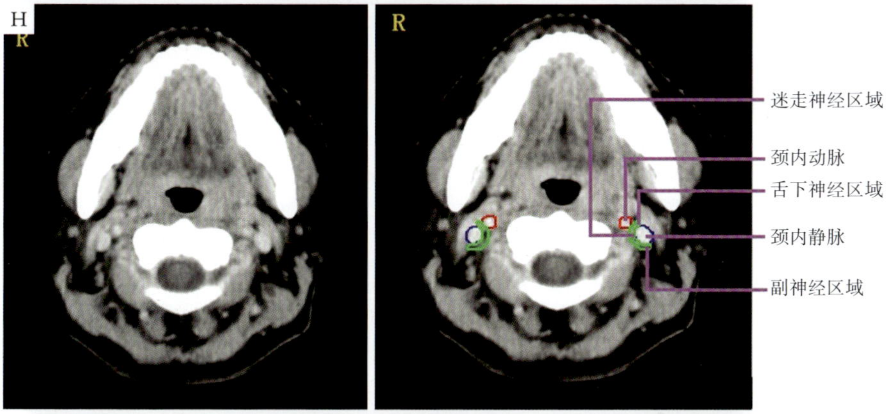
H
R
迷走神经区域
颈内动脉
舌下神经区域
颈内静脉
副神经区域

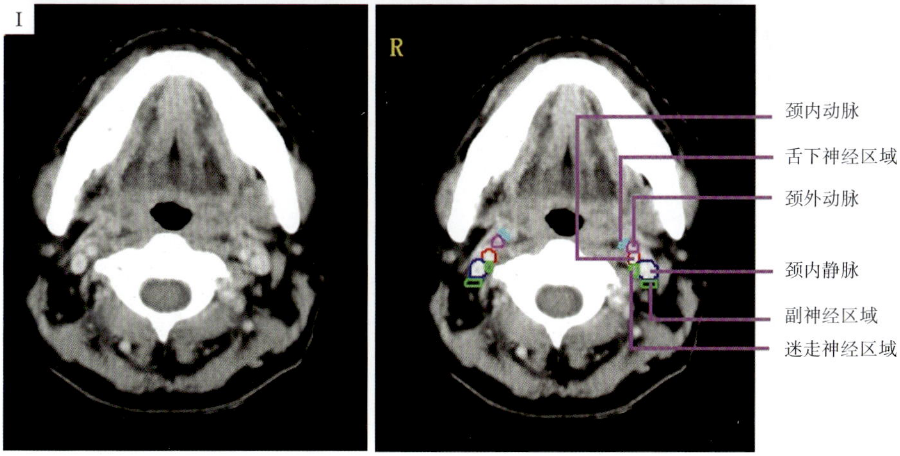
I
R
颈内动脉
舌下神经区域
颈外动脉
颈内静脉
副神经区域
迷走神经区域

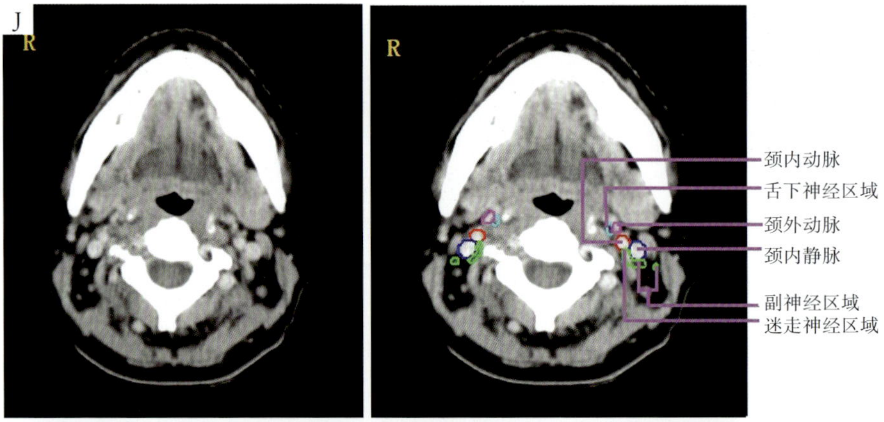
J
R
R
颈内动脉
舌下神经区域
颈外动脉
颈内静脉
副神经区域
迷走神经区域

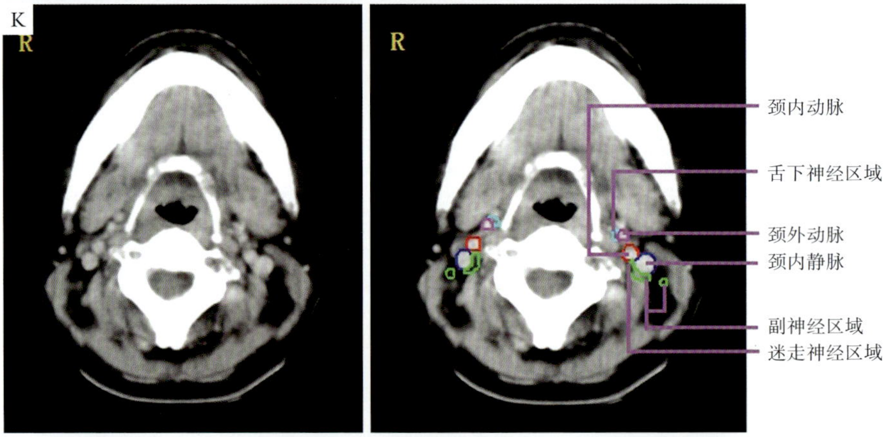
K
R
R
颈内动脉
舌下神经区域
颈外动脉
颈内静脉
副神经区域
迷走神经区域

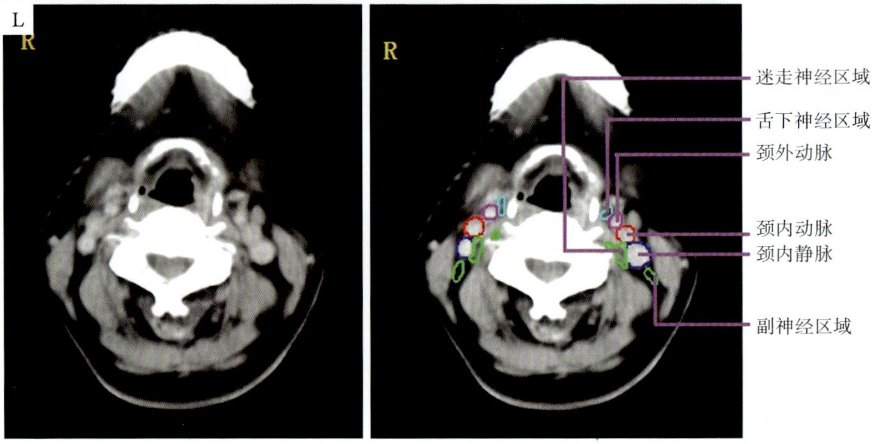
L
R
R
迷走神经区域
舌下神经区域
颈外动脉
颈内动脉
颈内静脉
副神经区域

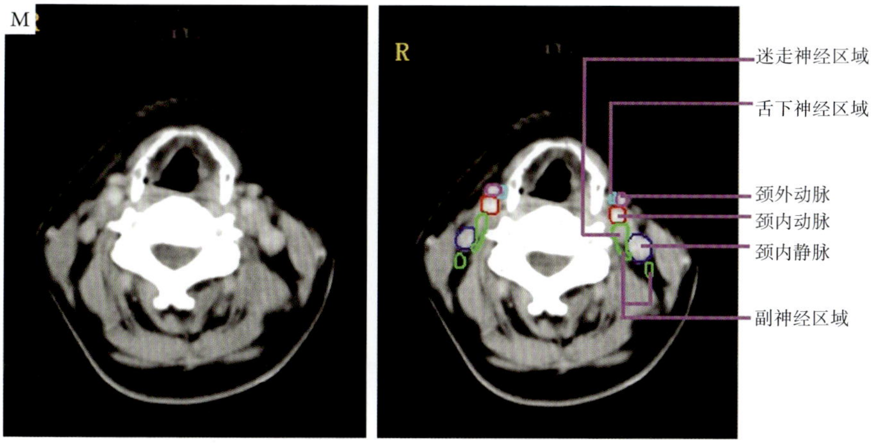

图1　定位CT横断面上后组颅神经区域自上而下勾画示意图

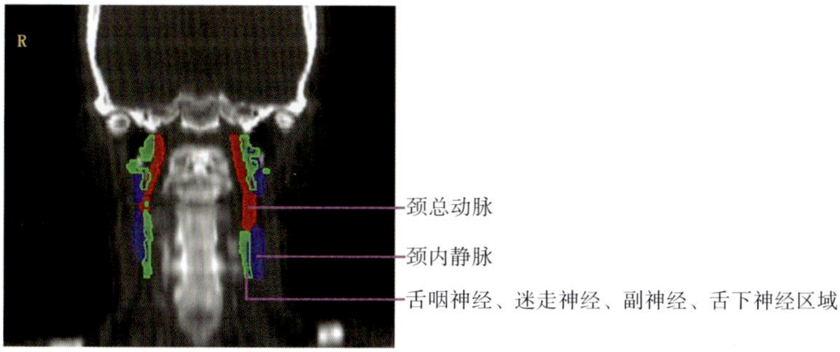

图2　在计划系统中勾画后后组颅神经区域及颈总动脉和颈内静脉三维显示冠状面观

第四十四章　脑干、脊髓的勾画

勾画说明：

1. 激光定位灯指引下的面模制作有利于头位对称；定位CT扫描层厚3 mm以显示脑干及颈段脊髓结构。结合MRI图像可以更清晰地显示相应结构。

2. 在勾画脑干及脊髓时，CT图像选择软组织窗，并通过调整窗宽和窗位显示结构。在MRI图像上选择T2WI平扫。

3. 在CT扫描图像上勾画脊髓时，从第一颈椎开始，向下勾画直至第三胸椎上缘水平。在MRI扫描图像上勾画脊髓时，如原发肿瘤为口咽癌、喉癌或下咽癌，由于视野（Field of View，FOVs）是以原发肿瘤为中心，脊髓两端的图像清晰度可能受影响，可与CT扫描图像互为参考。

4. 制定放疗计划时，脊髓外扩计划体积5 mm，脑干外扩计划体积1 mm。

5. 本勾画示意图左边图像为勾画的CT扫描图像，与其右边勾画的MRI扫描图像相对应，方便读者比较和识别（图1 A~D）。图2为在计划系统中勾画后脑干、脊髓正侧位三维重建图像。

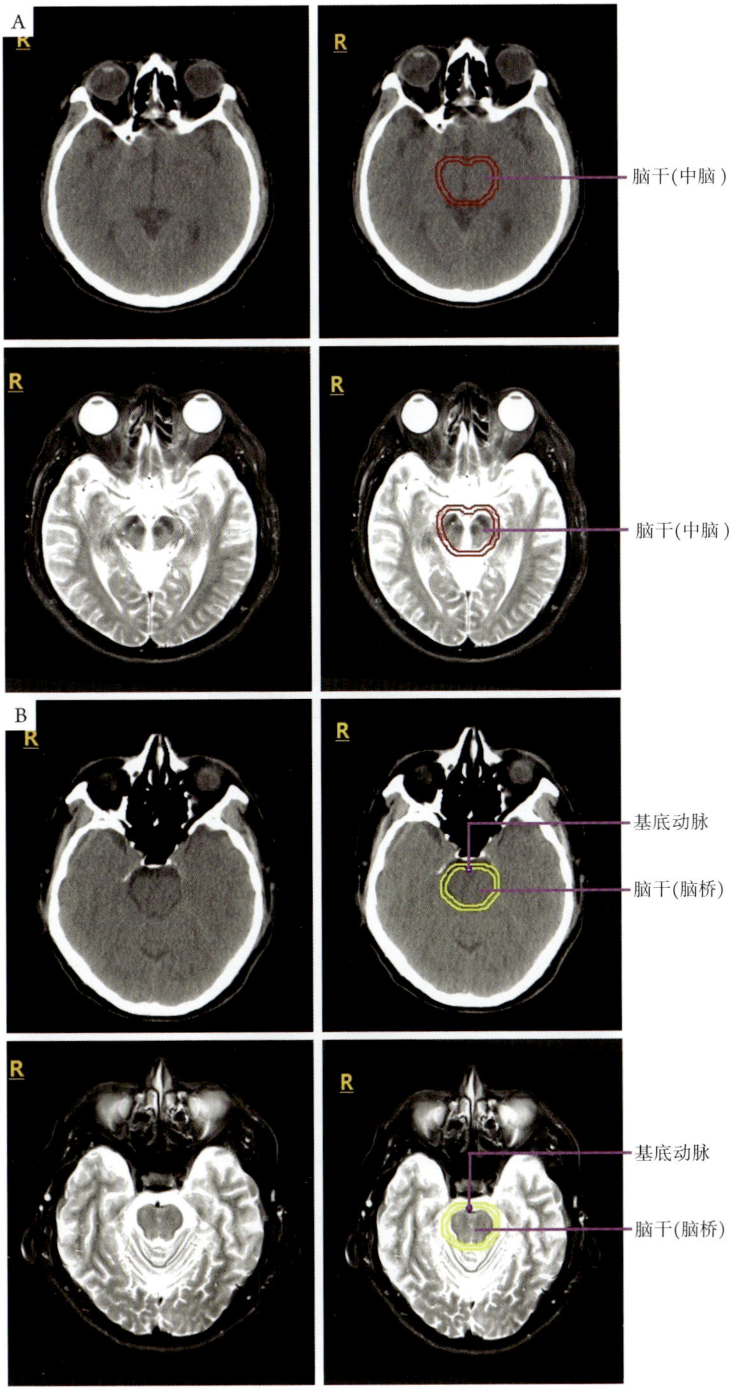
A
脑干(中脑)
脑干(中脑)
B
基底动脉
脑干(脑桥)
基底动脉
脑干(脑桥)

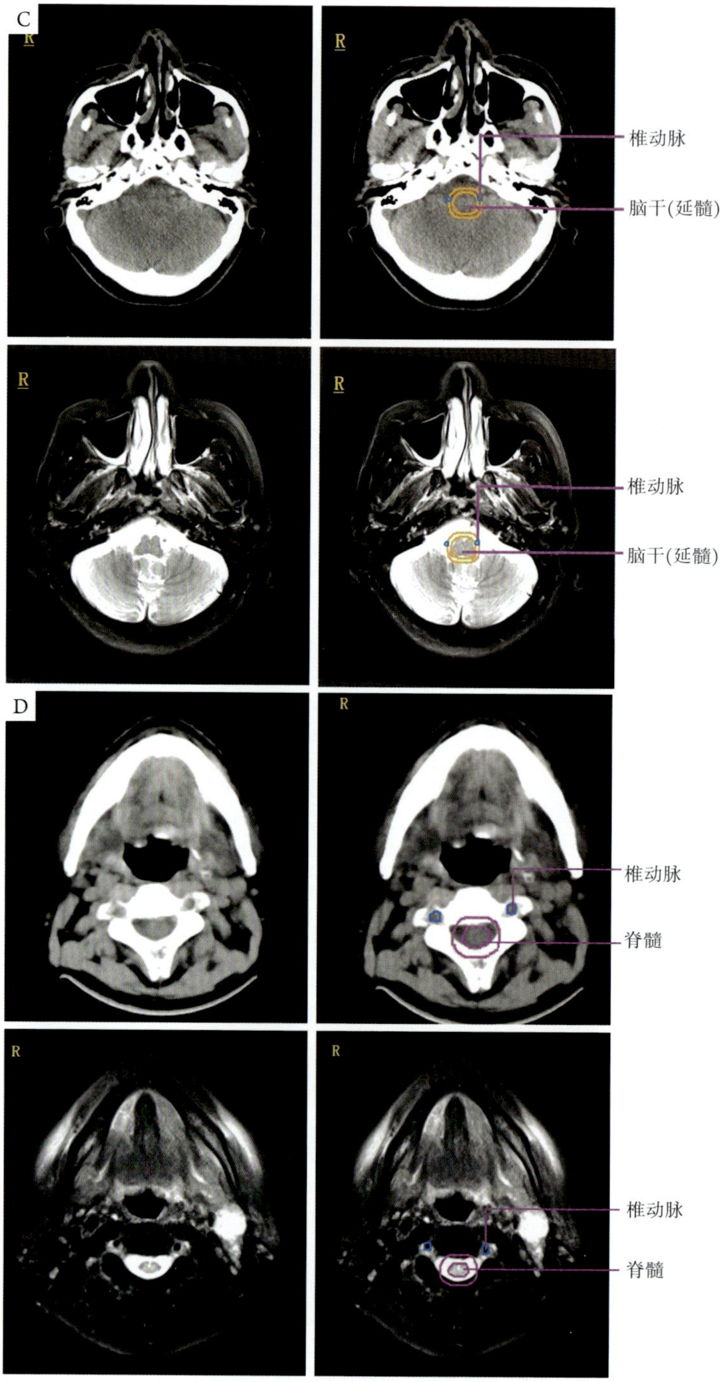

图1　定位CT及MRI T2WI序列横断面上脑干、脊髓自上而下勾画示意图

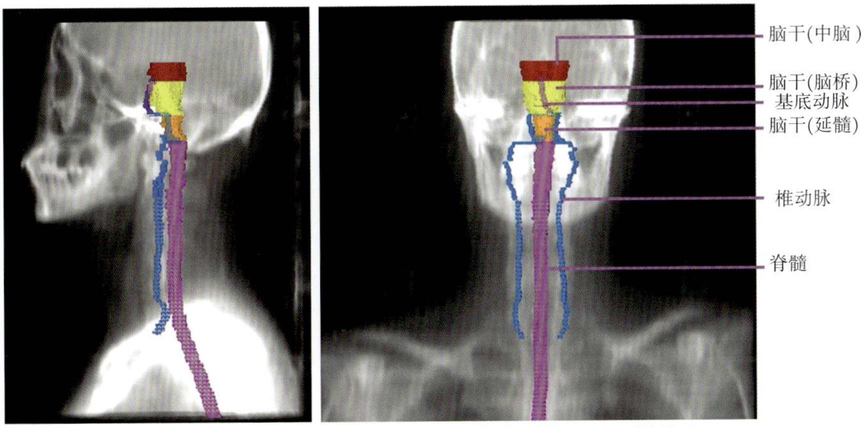

图2　计划系统中勾画后脑干、脊髓及椎动脉三维显示正侧位观

第四十五章　海马的勾画

勾画说明：

1. 激光定位灯指引下的面模制作有利头位对称；扫描层厚 3 mm。

2. 在增强MRI的T1加权像中勾画海马区有利于显示结构，但T2加权像有利于显示侧脑室的亮信号。在基于CT扫描图像的计划系统中，可参考MRI影像勾画。

3. 海马头部位于侧脑室颞角前端后，侧脑室在MRI(T2WI)上呈现亮信号，较易识别，在CT图像上也可分辨，可作为初始识别的标志性解剖部位。

4. 海马体边缘被侧脑室颞角和环池内的脑脊液所包围。

5. 海马尾内侧界为四叠体池，外界为侧脑室，为海马体的延续(与海马体相同的密度或信号)。

6. 侧脑室颞角的前、内、外侧界可作为海马头与海马旁回的分界。

7. 海马旁回在海马外、下、内方包绕海马，也可以帮助海马进行定位。

8. CT图像上难分辨海马旁回，故在MRI图像上指示海马旁回的位置。

9. 海马整体结构周围为脑池环绕，头体部结构均位于侧脑室颞角的内方，内侧紧邻环池和四叠体池，恰似坐落于池中的海马。

10. 图1为定位CT及MRI T2W1横断面图像上海马结构自上而下勾画示意图；图2为MRI序列海马结构不同层面勾画示意图；图3为计划系统中勾画后海马结构三维显示。

11. 图2B示冠状位可清晰显示海马与齿状回，两者呈相对环抱的两个C形。

12. 示意图左边图像为勾画前相同层面的CT扫描图像，与其右边的勾画后的CT扫描图像相对应，方便读者比较和识别。

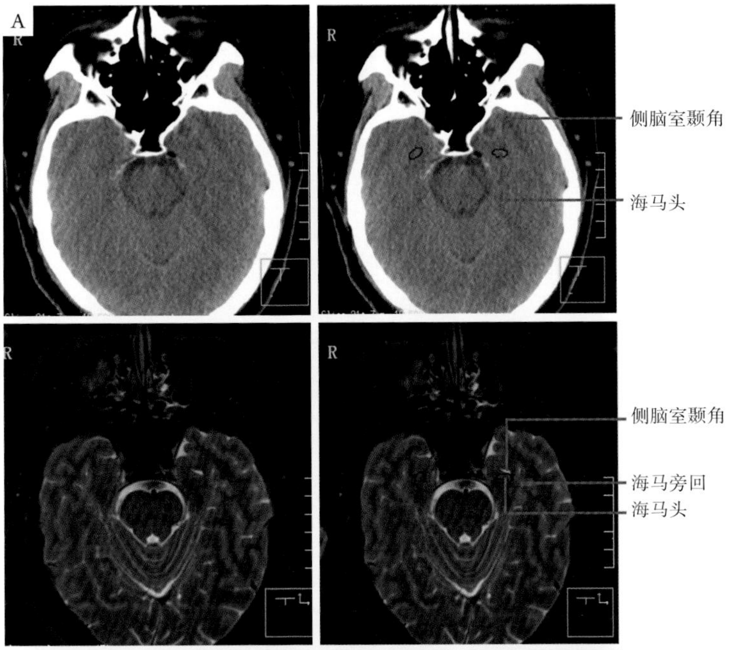
A
侧脑室颞角
海马头
侧脑室颞角
海马旁回
海马头

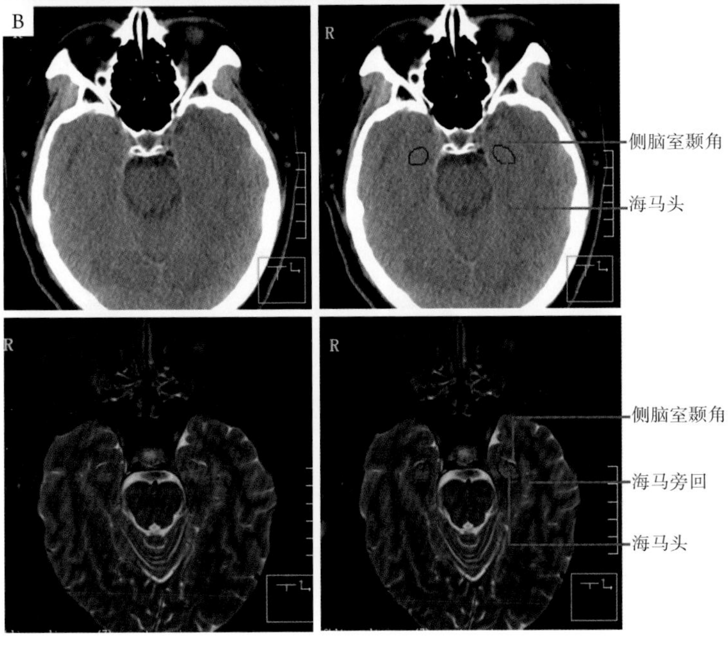
B
侧脑室颞角
海马头
侧脑室颞角
海马旁回
海马头

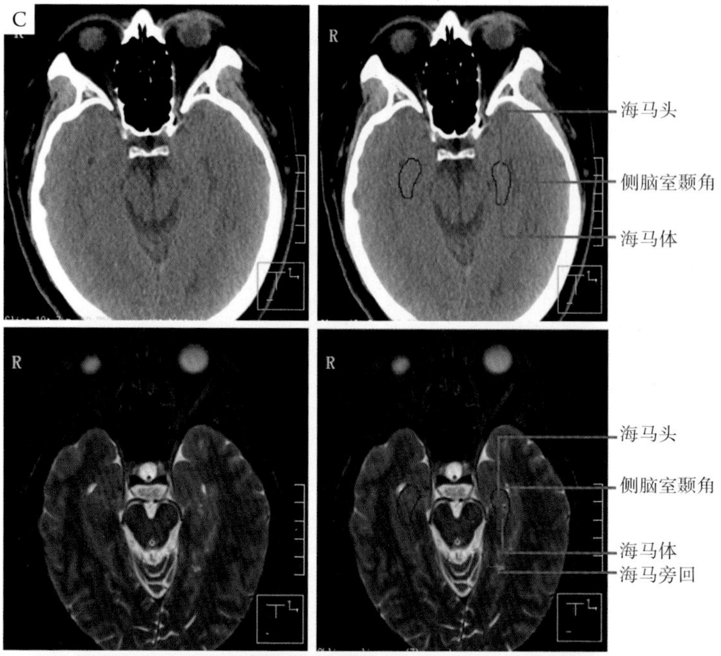
C
R
R
海马头
侧脑室颞角
海马体
R
R
海马头
侧脑室颞角
海马体
海马旁回

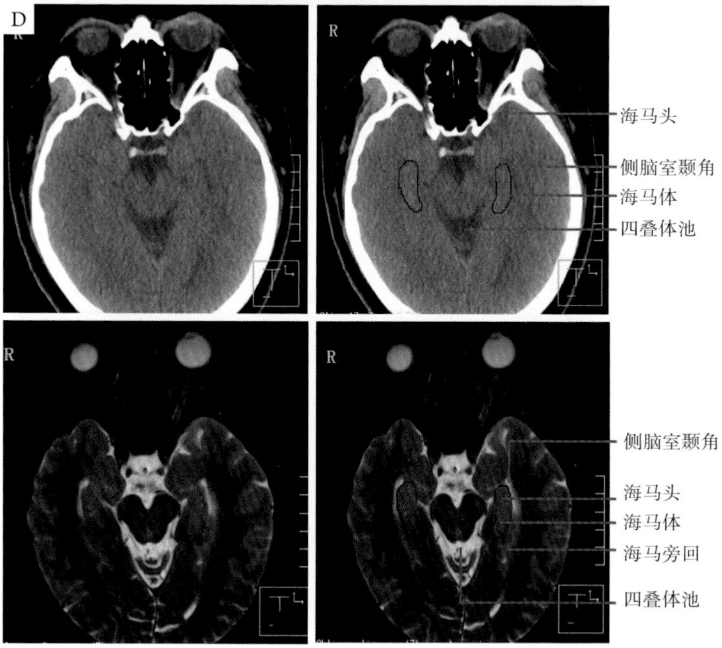
D
R
R
海马头
侧脑室颞角
海马体
四叠体池
R
R
侧脑室颞角
海马头
海马体
海马旁回
四叠体池

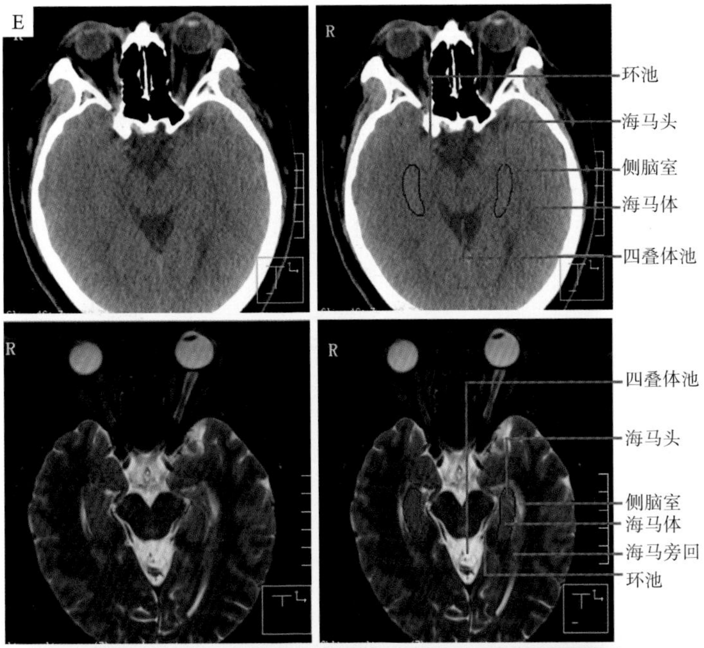
E
R
环池
海马头
侧脑室
海马体
四叠体池
R
R
四叠体池
海马头
侧脑室
海马体
海马旁回
环池

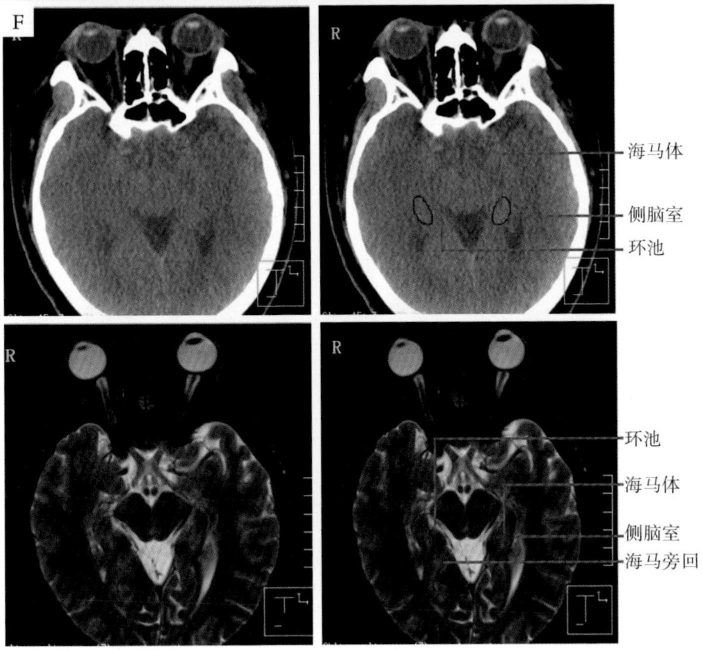
F
R
海马体
侧脑室
环池
R
R
环池
海马体
侧脑室
海马旁回

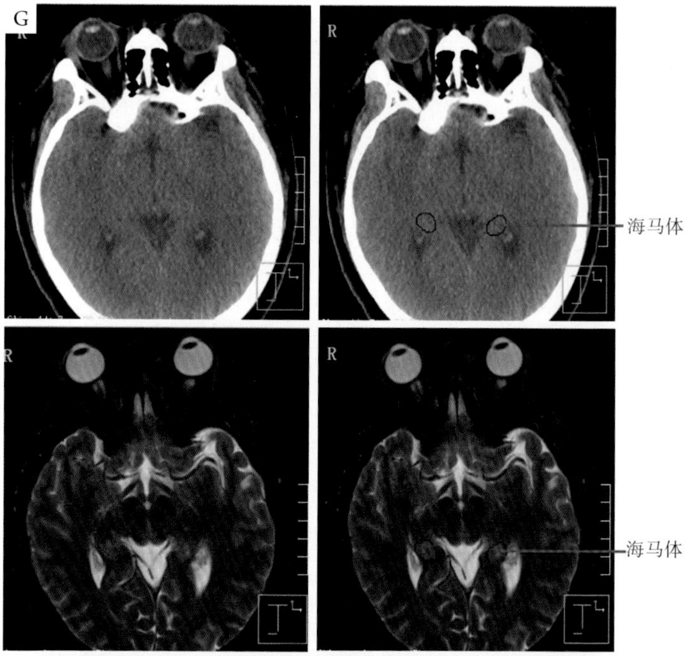
G
R
海马体
海马体

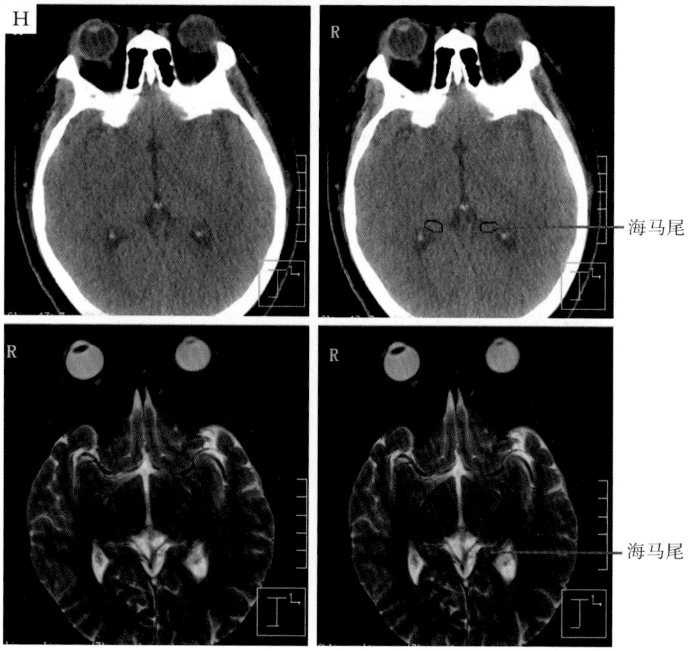
H
R
海马尾
海马尾

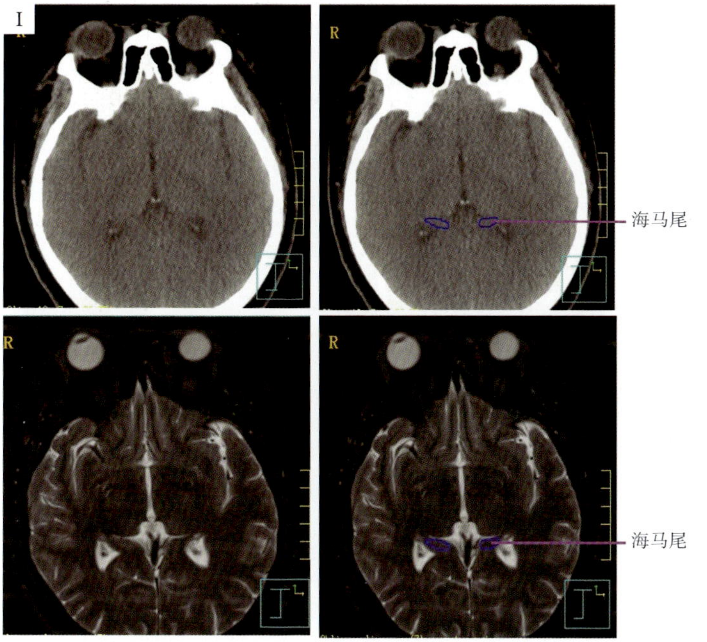

图1 定位CT及MRI T2WI横断面上海马自上而下勾画示意图

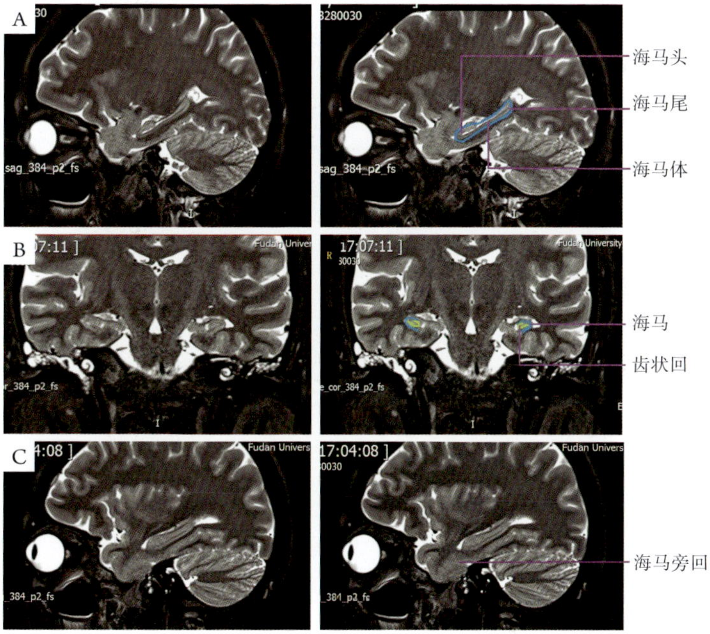

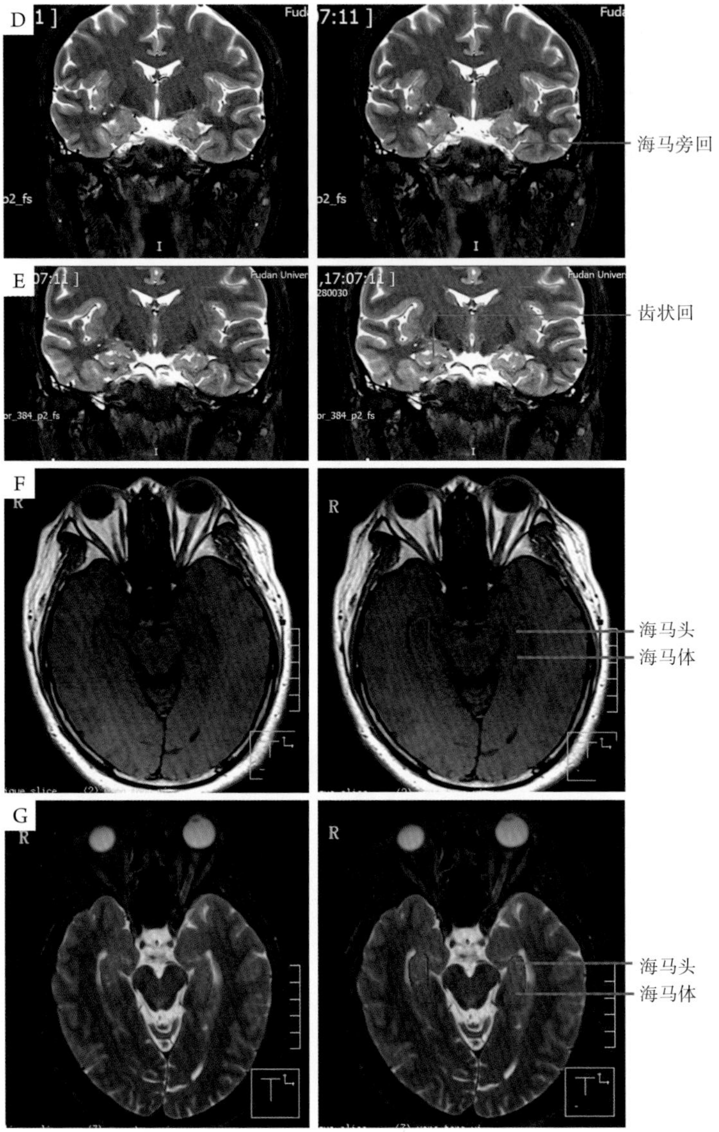

图2　MRI 序列海马结构不同层面勾画显示

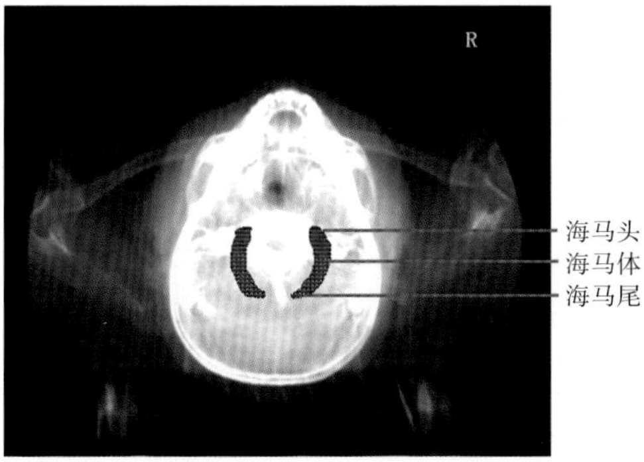

图3　计划系统中勾画后海马结构三维显示颅顶观

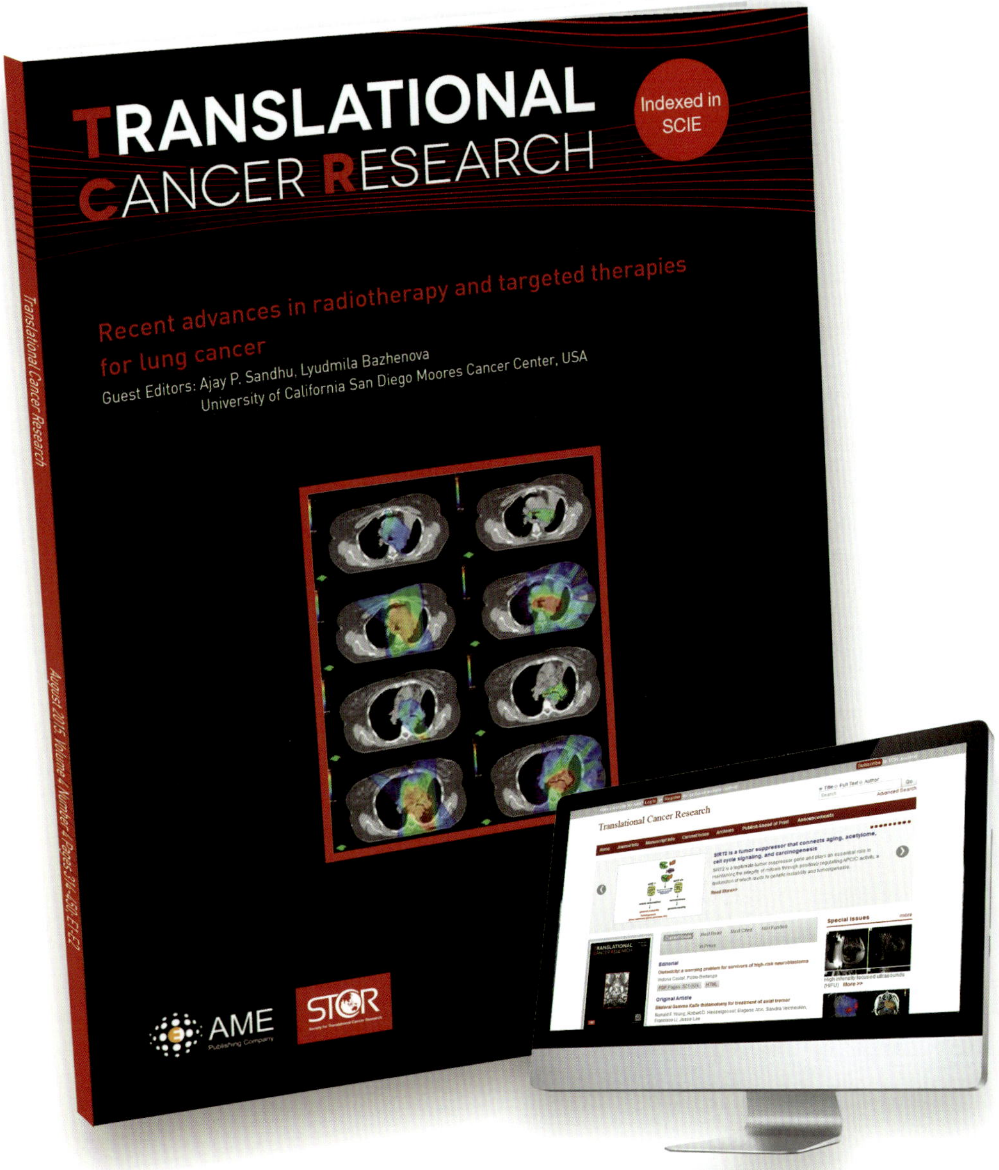

TRANSLATIONAL CANCER RESEARCH
Indexed in SCIE
Recent advances in radiotherapy and targeted therapies for lung cancer
Guest Editors: Ajay P. Sandhu, Lyudmila Bazhenova
University of California San Diego Moores Cancer Center, USA
Translational Cancer Research
August 2015 Volume 4 Number 4 Pages 314-430, E1-E2
AME
Publishing Company
STOR
Translational Cancer Research